真心叙事

真情同行

李劲涛

李劲涛
北京市海淀区委卫生健康工委书记
海淀区卫生健康委主任
2022 年 12 月 11 日

心动有声

张铭 / 主编

科学技术文献出版社
SCIENTIFIC AND TECHNICAL DOCUMENTATION PRESS
·北京·

图书在版编目（CIP）数据

心动有声 / 张铭主编. —北京：科学技术文献出版社，2023.4（2024.1重印）

ISBN 978-7-5189-8875-4

Ⅰ. ①心… Ⅱ. ①张… Ⅲ. ①临床医学—文集 Ⅳ. ① R4-53

中国版本图书馆 CIP 数据核字（2021）第 274054 号

心动有声

策划编辑：王黛君　责任编辑：吕海茹　责任校对：王瑞瑞　责任出版：张志平

出　版　者	科学技术文献出版社
地　　　址	北京市复兴路15号　邮编　100038
编　务　部	（010）58882938，58882087（传真）
发　行　部	（010）58882905，58882868
邮　购　部	（010）58882873
官 方 网 址	www.stdp.com.cn
发　行　者	科学技术文献出版社发行　全国各地新华书店经销
印　刷　者	北京虎彩文化传播有限公司
版　　　次	2023 年 4 月第 1 版　2024 年 1 月第 2 次印刷
开　　　本	880×1230　1/32
字　　　数	128千
印　　　张	6.625
书　　　号	ISBN 978-7-5189-8875-4
定　　　价	58.00元

《心动有声》编委会

主　编：张　铭

副主编：塔　拉　李占平　张　健　李金艳

成　员：（按姓氏笔画排序）

于苗苗	马长龙	马安然	王　云	王　颖	双　双
左琰琳	叶　雨	田　淼	付　旺	付军妹	刘子达
刘书改	刘兆慧	江　俊	孙全花	孙艳丽	苏文月
李红艳	李颖宾	汪素坤	张　杨	张　招	张　敏
张天艺	张清梅	陈　月	周秀莲	赵　旭	赵丽婵
赵新颖	赵翠萍	胡御函	柏雪梅	侯　琳	秦春兰
贾丽娜	郭嘉彬	程　铭	简　丁	谭　欣	

推　荐　序

作为一名"土生土长"的（北京市）海淀卫生健康人，40余年的工作经历，让我愈发领悟到医学首先是人学。自人类文明起始，便有医术。从《黄帝内经》和希波克拉底开创医学以来，医学一直都在为回应他人痛苦而努力。随着社会的进步，医学技术不断发展，医疗水平不断提高，越来越多的疾病得以治愈，而医患矛盾仍在一定程度上存在。这也敦促我们去思考，患者的真切需求是什么。

特鲁多医生的墓志铭有句话：有时，去治愈；常常，去帮助；总是，去安慰。面对疾病，面对痛苦，我们医疗工作者能做的还有很多。北京市上地医院（简称上地医院）以党建为引领，不断强化转型发展，持续打造百姓暖心的综合性医院，为（北京市）海淀国际科技创新中心核心区建设特别是海淀高新科技园区发展提供了有力的医疗保障。面对新型冠状病毒引发的疫情，上地医院干部职工始终坚守医者初心、勇战防控一线，在紧张危险的防疫任务中，通过简笔画、手写信、短视频等，为就诊患者、隔离群众送去温暖、注入力量，令人动容。我想，这也得益于上地医院以党建为引领积极开展的各项工作。

　　这本《心动有声》记录了上地医院广大白衣战士日常工作中的点滴，我品读下来十分感动。大家通过讲述叙事案例、书写叙事故事、开通叙事频道、收录叙事影像等，增强了对生命的敬畏、对患者的尊重、对职业的热爱，更彰显了医务人员的责任与担当、大爱与情怀，让（北京市）海淀卫生健康事业更有温度、更具温情、更加温暖。

　　卫生健康事业的发展，需要高水平的医疗技术，更需要有温度的人文精神。在医院这个距离生死最近的地方，我们能提供的医疗技术是有限的，但有温度的医疗服务带给患者的心理抚慰却是无尽的。只要我们始终坚定不移地落实新时代卫生健康工作方针，带着真心、真情、真爱，守护好人民健康这个"1"，我们与患者携手共促卫生健康事业高质量发展的道路将越走越宽。

　　祝上地医院永远温暖如家！愿我们永葆医者初心！

北京市海淀区委卫生健康工委原书记

2022 年 12 月 6 日

自　序

2020 年 1 月，我来到上地医院，接触到一个全新的概念 —— 叙事护理。通过半年的学习，我对"叙事"有了初步的认识与理解。这种在工作中"听""讲"患者的生命故事，打开患者的心结，从而让患者在心理上主动配合治疗的模式，强调了对生命的了解和感动。这种叙事医疗的模式让我感受到医疗护理和救治过程中渗透出的一种诗意。

2020 年下半年，为加强党建创新工作，完善党建工作路径，我将叙事医学与医院党建相结合，让医院人文建设通过叙事新理念落地，在医院文化建设中发挥应用与引领的作用。这个项目的开展，让党建的政治优势转化为发展的竞争优势，"党建 +"优势不断显现，党组织凝聚力得到进一步发挥，进而推动了医院的整体建设。

在全院开展"叙事工作"，旨在立足叙事护理和叙事医学的基础上，拓宽叙事理念，提倡全员参与，提升文化建设，提供优质服务，提高职工的业务素养及职业美感，助力医院全面发展。

我们开通"叙事频道"，让人人都成为朗读者，共同学习新理念、新知识；我们运用战"疫"多项机制，调动医务人员战斗情绪，坚持疫情中的党建引领；我们建立"上敖联盟"，将上地医院的叙事概念传播到对口扶贫的敖汉旗（内蒙古敖汉旗中医蒙医医院）；我们通过医院动漫形象设计、垃圾分类、光盘行动、法律法规学习、特殊纪念日等专项活动，倾听职工叙事、关注职工思想、尊重职工感受。我们在医疗实践中真正提高了医护人员对患者、党员对群众、干部对职工的共情能力、职业精神、信赖程度和对自己的反思。我们求科学之真、行人文之善、追艺术之美，增强党组织吸引力、凝聚力，落实党建引领，打造党建品牌。

真心叙事，真情同行。从叙述到理解，从坚守到希望，《心动有声》既还原了医务人员工作中的情境，又让大家看到一份坚守、一份担当，让人体会到大健康、大卫生的理念，让患者感受到希望，而希望背后的支撑是"把人民生命安全和身体健康摆在第一位"的信念。

张铭

北京市上地医院书记

2022 年 12 月 10 日

目　录

第一部分
叙事案例

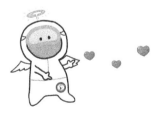

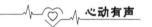

案例 1　如果我是你

活动背景：优质护理服务是指以患者为中心，满足患者基本生活的需要，保证患者人身的安全，保持患者躯体的舒适，平衡患者心理的需求，取得患者家人和社会的支持，用优质护理来提升患者与社会的满意度。为了不断深化优质护理服务内涵，加强对患者的人文关怀，持续改善患者就医体验，北京市上地医院（简称上地医院）护理部开展了以"叙事护理，给予患者37℃的爱"为主题的沙龙活动。

活动时间：2019 年 7 月 27 日。

活动地点：上地医院办公区会议室。

参加人员：上地医院院领导、职能科长、全体护士、医辅人员。

活动方案

叙事分享

1. 重温《丁丁的故事》——"叙事护理百天微课"中李春老师讲述的故事。

2. 分享科室学习叙事护理成果——外科护士长张杨。

3. 分享个人学习叙事的变化——口腔科护士长孙艳丽。

4. 分享临床科室运用叙事带给患者的变化 —— 产科助产士侯琳。

角色体验

1. 产科未婚护士王云穿上 30 斤重的大肚子体验怀孕 7 个月的孕妇的生活。

2. 20 岁出头的内科护士张天艺穿上老年体验装感受老年人的生活；外科护士李红艳协助其生活护理。

观赏沙画视频：《人的一生》。

《人的一生》展现人从出生到长大，父母慢慢变老，生病住院，医护人员忘我的工作，忙碌的身影，直击人心最柔软的地方，感叹人生的短暂和医护人员的伟大。

一叙一感

《丁丁的故事》：叙事护理经典案例

一个八岁的小女孩丁丁，因为糖尿病酮症酸中毒收入院。因为她认为糖尿病永远也治不好了，所以自暴自弃，邋里邋遢的，不按时吃药、打针，还经常偷着吃糖果。科室的护士长了解到这个情况，就用叙事护理的方法和她聊天，最后丁丁又重拾了自信，自动自发地管理和控制自己的生活、饮食、运动、吃药、打针这些行为。而且她会提醒妈妈"这个苹果不能多吃"。她想吃糖的时候，会说"糖我是不能多吃的"。丁丁的妈妈在出院随访时激动地说："丁丁遇见你们这样一群人，是她的幸运，要不然她的命运不会是现在这个样子。"

正所谓"会叙事的护士改变患者的命运，不会叙事的护士只是完成本职工作而已"。

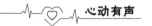

张杨（外科护士长）

外科病房利用晚上时间，每天晚上8点在微信群学习"百天微课"，第二天早上对学习内容进行交流，每个人结合科室患者情况分享自己的心得体会。经过两个多月的学习，护士们从开始的不理解、不想学、感觉是负担，慢慢变成喜欢叙事护理。因为在慢慢学习的过程中，她们发现运用叙事护理的方法，改变了自己的处事方式，改善了自己的工作和生活，渐渐地喜欢上了叙事护理。其中最大的改变是护士会和医生、护士沟通了，不再互相埋怨，而是相互理解、包容。面对患者，护士能换位思考，理解患者的不容易，对患者嘘寒问暖。面对不好沟通的患者，护士也不再理所当然地认为这个患者不可理喻，而是努力去了解这个患者为什么不好沟通、他有什么需求和困难。在这种情况下，大部分问题都能很好地解决。外科病房不仅在临床运用叙事护理，同时将叙事护理的感悟书写成平行病历《生命的感悟》《带刺玫瑰变形记》两篇文章，陆续发表。这更坚定了大家对叙事护理的学习和实践。

孙艳丽（口腔科护士长）

我是一个性格比较急的人，尤其是和青春期的女儿沟通时，经常两败俱伤。通过这半年多叙事护理的学习，我逐渐放下自己，更多地倾听女儿的想法，逐渐地拉近了和女儿的距离。即使面对女儿凌晨2点不睡觉，我也能坐下来和女儿聊一聊，不是指责、不再怒吼。女儿也愿意说出她的想法和困扰了。我们共同解决问题，这种感觉真的特别好。

侯琳（产科助产士）

产房里面每天都会遇到因为疼痛而失去理智的产妇，产妇常大吼大叫、想要剖腹产等。原来的时候，我们只能给予语言上苍白的安慰。现在我们能运用叙事护理的方法，了解更多产妇对生产的想法，陪着产妇经历她的焦虑、她的疼痛、她的不容易，教会产妇呼吸，慢慢帮助产妇疏解紧张情绪，使产妇配合助产士顺利完成生产。看到自己健康的宝贝出生，她们特别开心。看到母亲和宝贝平安，我们也很欣慰。

王云（产科护士）

我在产科工作了七八年，每天和孕产妇在一起。虽然平时对她们也是关爱有加，但是今天我才真真正正地体会到孕妇的不容易。今天穿上这个"大肚子"的时候，腰特别累，每走一步路都费劲，掉在地上的东西想要拿起来都变得有难度。我在今后的护理工作中一定会为孕产妇和患者考虑更多，提供更优质的护理服务。

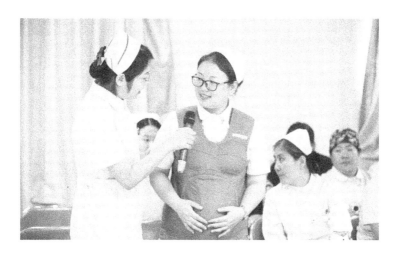

张天艺（内科护士）

今天穿上这身老年体验装，一下子就变成了老人，胳膊伸不直了，腿也弯了，背也驼了，眼睛也模糊了看不清路。平时我们年轻人觉得特别简单的事情，走路、吃饭、穿衣、穿鞋，现在却都要他人帮忙。我们科室的患者大部分都是老年人，以后在护理老年患者时，我们一定要多帮助他们。说话慢一点，声音大一点，解释仔细一点，多和他们说说话，提供给他们更细致的帮助，就是我们为老人做得最贴心的服务。

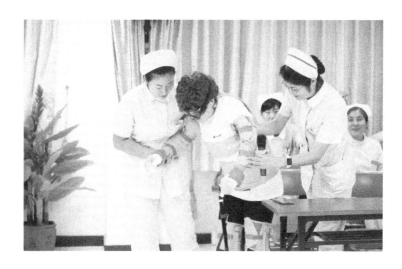

李红艳（外科护士）

参加此次活动，给我感受最深的是老年人的生活是如此不方便，一些生活上很小的事情，他们做起来都是力不从心的。原来对老年患者做健康宣教时，不理解为什么说很多遍了他们还不明白。经过叙事护理的学习，现在我会多关爱科里的老人，多一些耐心，用他们能理解的方法讲给他们听，用实际行动帮助他们。老年人需要的不仅是语言上的关心，更是身体力行的帮助。

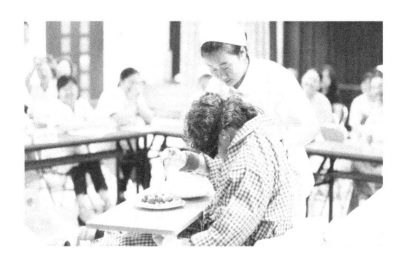

结语：医疗护理服务提供给患者的不仅仅是技术，更重要的是让患者体会到医护工作者对他的理解，满足他的心理需求。这次活动的开展，不仅仅让体验者，也让每一位参与的医护人员意识到要切身体会患者的需求，以患者的视角去发现工作中的不足，增强工作中的主动性和自觉性，改进服务的流程，从而为患者提供更优质的医疗服务。

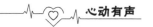

案例2 "上敖"联盟

活动背景：上地医院与内蒙古赤峰市的敖汉旗中医蒙医医院是对口帮扶合作单位。在党建精神引领下，我院共派出妇科、麻醉、内科、中医科、口腔科、产科、护理部、新生儿科等8个科室，7批次，11名骨干医生、护士长，针对对口支援单位的需求，提供有针对性的、精准的帮扶工作。

活动时间：2020年8月1日。

活动地点：敖汉旗中医蒙医医院及义诊社区。

参加人员：上地医院医护人员、敖汉旗中医蒙医医院医护人员、敖汉旗地区患者。

活动方案

1. 叙事护理带给敖汉旗中医蒙医医院新技能。

2. 母乳喂养带给敖汉旗产妇新理念。

3. 义诊服务送敖汉旗人民健康。

一叙一感

李金艳（护理部总护士长）

叙事护理在我院开展一年多的时间，护士转变服务理念，提升了服务意识，患者满意度随之大幅度提升。为了将这种优质的护理理念及技术带给敖汉旗中医蒙医医院，我院制订了"三步走"计划。首先，由徐丽护士长将叙事护理的理念引入敖汉旗中医蒙医医院，同时把李春老师的"叙事护理百天微课"分享给大家学习。其次，周秀莲护士长把《叙事医学：尊重疾病的故事》这本书送给敖汉旗中医蒙医医院护理部，并将叙事精神运用在支援工作中。最后，将由我和尉兰花护士长进一步深化叙事护理的培训工作。

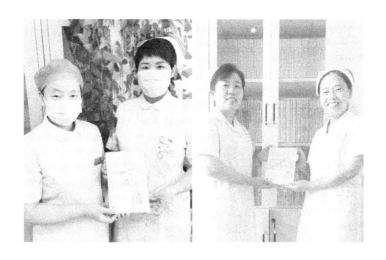

在对新入职护士、骨干护士、护士长进行叙事护理培训和引领的过程中，我们向大家分享了我院在进行叙事护理学习后书写的平行病历《生命的感悟》。它讲的是一个癌症患者，患者双下肢无力却坚决

不让家属陪床，脾气暴躁，自行下地。因为担心患者发生跌倒等不良事件，护士长利用中午休息时间，坐下来和患者沟通，了解到患者不让陪床是因为担心老伴的身体，怕给家里添负担，认为自己能行。从患者开始的不配合，到最后患者家属给护士送来了西瓜表示感谢的转变，让大家对一个有可能引起医疗纠纷但最后转变为患者感激护士的案例特别有兴趣，纷纷表示叙事护理是大家所需要的。

学习一个技术需要一定的实践，我们同期成立了"叙事护理成长营"，每天晚上8点分享临床中遇到的事情，讨论学习体会和叙事护理实践的困惑，开启系统式学习，持续深入浸泡。在帮扶期间已有一篇叙事护理平行病历《话说开就好》发表在叙事护理公众号中。

叙事护理是一种理念、一种态度、一种精神，我们要让叙事护理的种子播撒在敖汉旗这片辽阔的土地上，滋养着这里的人们，带给人们阳光雨露。

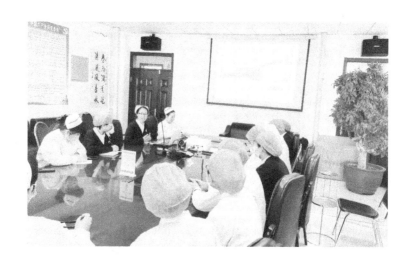

周秀莲（新生儿科护士长）

来到敖汉旗中医蒙医医院，了解到当地人对母乳喂养的理念还不是特别理解。正值 8 月 1—7 日世界母乳喂养周的到来，为了倡导和推广当地母乳喂养成功率，保障儿童健康，同时减少母乳代用品的消费和使用，上地医院和敖汉旗中医蒙医医院利用现代通信工具，架起空中连线，建立微信群，多部门、多层面、多渠道地组织母乳喂养周活动。我院妇产科医生、护士长现场培训，并录制母乳喂养知识小视频推送到微信群，24 小时解答当地家长们的提问。通过讲解母乳喂养的好处、传授母乳喂养的技巧及乳房保健等相关知识，我们成为宝宝和妈妈们的健康推动者，将母乳喂养的理念根植于当地人心中，进一步保障了当地儿童的健康。

支援敖汉旗中医蒙医医院期间，在一次查房中，我发现产妇家属用奶瓶给孩子喂奶，再检查产妇的乳房发现乳房涨得硬邦邦的，产妇疼痛不已。这需要立即排出乳汁，否则会造成乳腺炎。询问她们后得知，产妇和家属以及敖汉旗中医蒙医医院的护士们还不会挤奶。我立即进行现场挤奶的教学，既解除了产妇的涨奶痛苦，也教会了护士们这项技术。

很多时候，对于我们来说是按部就班地工作，但是对于患者来说，需要立即解除他们的痛苦，这时候就需要我们站在患者的立场上，设身处地地为患者着想。

一周的母乳喂养周活动结束了，但是母乳喂养咨询一直在继续，这个微信群就像纽带，联结着北京和敖汉旗人们的心。

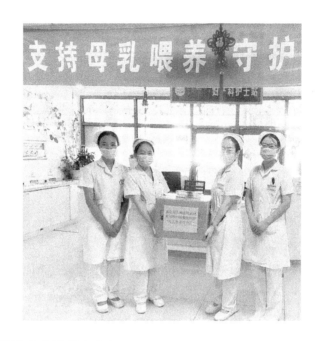

刘子达（中医科医生）

敖汉旗当地老百姓多为贫困户，在政府的帮助扶持下，虽然在生活条件上有了很大的改善，但是老百姓对于他们身上所患的疾病并没有足够的认识和了解，甚至有的人得了比较严重的疾病却还不以为然，一些高血压患者不重视按时服药而导致病情反复。所以，我们的到来绝不是仅限于给他们看病，更多的是要让他们对疾病有相应的了解和认识，引导他们重视自身的健康，这是我们义诊帮扶的重要作用和重大意义。

在义诊过程中，有一位特殊的阿姨。她有比较顽固的气管炎，经常咳嗽。发作时，晚上都不能睡觉，严重影响正常生活，多次求医后也没有太大的改善。我详细询问了阿姨的病情后，给她做了生活上的指导，并为她开了几副汤药。几天后，当我们再次义诊时，阿姨特意找到我，高兴得像个孩子，兴高采烈地说："刘大夫，就是您治好了我的咳嗽，我吃了您的药很快就不咳嗽了！您真是给我解决大问题了！真不愧是北京的专家，真棒！"说完阿姨向我伸出了大拇指。在那一刻，我内心无比感动，这是患者对我们专业的认可，能为他们切身实际地服务，解除他们的病痛，是我的使命，我无比自豪。

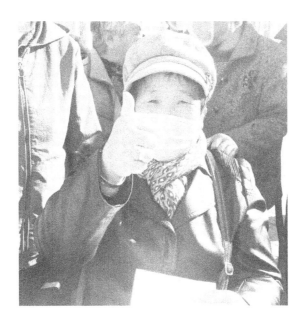

叶雨（口腔科医生）

在义诊过程中，我发现这里很多人都有牙齿缺失，立即对他们进行口腔知识的普及，讲解牙齿缺失的危害。通过讲解宣传，增强了部分居民的口腔健康观念和保健意识，起到了一定的效果。一些患者动情地说："平时对这些都没有在意，没想到会有这么多危害，以后一定重视，我还要向朋友做好宣传，共同做好口腔保健。"

帮扶工作"输血不如造血"，了解到敖汉旗中医蒙医医院的口内治疗、拔牙治疗之前还没有知情同意书，我立即编辑相应文件制度，交给敖汉旗中医蒙医医院相关科室，载入医院从无到有的史册，完善了口腔治疗诊疗制度。同时，在帮扶期间，我定期开展培训，让敖汉旗中医蒙医医院的口腔同行真正掌握口腔治疗技术，才能更好地服务敖汉旗当地人民。

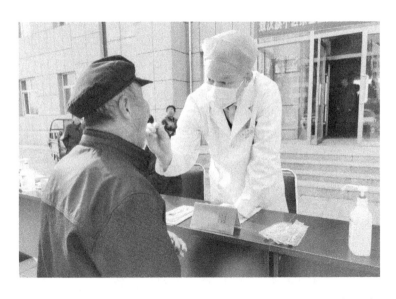

结语：上地医院对敖汉旗中医蒙医医院的医疗帮扶工作在持续进行，精准帮扶，有效推进帮扶工作质量，将先进的工作经验、特色叙事护理理念，从业务上以及思想层面上做到"双管齐下"，是我们所追求和为之努力的目标。帮扶的过程也是对自我的锻炼，面对不同的受众人群、不同的风土人情，我院医护人员及时调整状态，准确把

握患者需求，为当地人民提供了更符合实际需求的医疗服务方案，使"上敖"联盟帮扶工作真正做到了规范、落地。

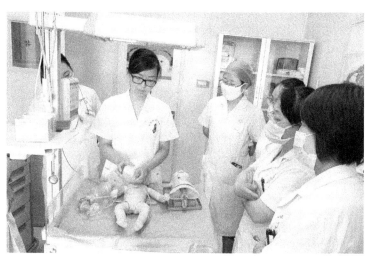

我院产科医生梅雪为敖汉旗中医蒙医医院产科医护人员讲解新生儿复苏知识

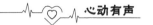

案例3　送你一朵小红花

　　活动背景：电影《送你一朵小红花》围绕两个抗癌家庭的生活轨迹，讲述了一个温情的现实故事，展示了抗癌家庭的点点滴滴、酸甜苦辣。这部影视作品不仅让我们关注到了癌症患者，更是让我们看到患者家属这个易被忽视的群体。"你得病了是难，但是你的父母更难！"这一句台词想必触碰到了不少病患家属的内心。其实，家属往往承担了比患者更多的压力，不仅仅包括经济压力，更重要的是心理压力、害怕失去的压力。从电影中，我们可以深切感受到作为癌症患者面临的挑战，患者家属为了患者的康复付出的诸多努力。作为医护人员，我们天天面对患者及家属，通过观看《送你一朵小红花》，我们受到了不一样的启迪。

　　活动时间：2021年1月29日。

　　活动地点：上地医院第二办公区会议室。

　　参加人员：上地医院党总支办公室（简称党办）、医务科、护理部、药剂科、收费处、医护人员。

活动方案

1. 观看电影《送你一朵小红花》。

2. 分享观影感受。

3. 书写"送你一朵小红花"手卡送给最想祝福的人。

4. 叙事理念入科室：药剂科实践分享。

一叙一感

刘书改（妇科医生）

我在临床工作 30 余年，每天面对各种各样的患者。今年春节接诊的一个患者让我记忆深刻。

一位 30 岁出头的女患者，穿着羽绒服，戴着毛领帽子来到诊室。2 月，医院还供着暖气，室内温度还是挺高的。她的这个装扮引起我的注意。我请她坐下，问她哪里不舒服？她坐下后拿着一张叠得皱皱巴巴的纸给我，这是一张病理报告单，显示宫颈病变合并高危型 HPV（人乳头瘤病毒）感染。我问她以前是否查过，她说一年半以前检查发现高危型 HPV，但是没有治疗过。我问她："检查发现问题，您为什么没有治疗呢？"她有些激动地说："那有什么用，最后不还是死吗？"我一听觉得不对劲，就说道："您这病不是要命的病，现在好好治疗就能好的呀。""治治治，能治好吗？到最后还不是钱也花了，人也没了。"说着她眼泪哗哗地掉下来，"我妈就是这病，做了手术，花了很多钱，手术后不到 3 个月就没了。"后来我了解到她母亲是子宫内膜癌晚期，虽然做了手术，但是因为发现得太晚了，手术后不久就去世了。作为女儿的她，至今还没有从悲痛中缓过来，同时也害怕像妈妈一样。我安慰她说:"您母亲得了这个病,虽然经过积极治疗,但手术后还是离开了,这让你很伤心。现在你查出这个结果,心理一定特别害怕吧?"她点了点头。我接着说:"我看你现在的病理结果,只是疾病的初期,这种情况,只要及早治疗,把病变扼杀在萌芽状态,就会没事的。"她突然摘掉帽子开口说道:"真是这样吗?"我点了点头说是的。她的脸上露出了笑容。就这样我们开始商量对她最好的治疗方案。

通过接诊这个患者,让我感触特别多,只有问诊时的充分沟通,才能深入了解患者的情况,解除其疑虑,使其积极面对自己的疾病,积极配合治疗。患者相信我,能给予患者治疗的信心,我自己也特别有成就感。就像这部电影《送你一朵小红花》,其实,人人都需要一朵小红花。我的帮助也像送给她一朵小红花一样,使她接受现实,积极面对疾病,看到希望。当一个人变得积极主动起来,会处处逢缘,生活的奖励无处不在。

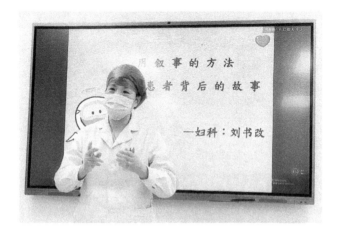

陈月（内科护士）

电影《送你一朵小红花》中，使我印象最深刻的片段是"你好，我叫韦一航，要不要看我的脑肿瘤切片？"影片中男主角刚开始面对疾病时很"丧"，遇到乐观阳光的女主角后，开始积极、坚强对抗癌症。男主角态度的转变，以及他父母无限付出的爱，都使我深受感动！

我不禁想到 2019 年我院成立安宁病房的时候。我是安宁病房中的一员，在护理患者过程中，我们努力为患者提供身体、心理、精神方面的照料和人文关怀，提高患者的生命质量，帮助患者舒适、安详、有尊严地离世。有一位胃癌晚期的患者，住院期间总是愁容满面，唉声叹气，在和患者聊天过程中，我问患者有什么心愿未完成。患者表达特别希望自己在接下来的日子里，能够回家和家人在一起，也想念自己的两个小孙女，经过充分沟通协调后，患者回家度过了美好的时光。我们用心去倾听、安慰、理解，可使患者得到心灵的寄托和安慰；我们竭诚提供及时安全、专业舒适的护理，能让患者体验到有温度的护理服务。

江俊（基建科职员）

得到一朵小红花是一件必需的事情吗？现在回头来看，我很同意导演的观点：其实我们都挺需要那么一种小红花的奖励，因为这种激励会让我们变得越来越好。从某种程度上来讲，小红花本意就是一种奖励和鼓励。从导演的视角上来讲，它是一种善意，可以代表的东西非常多：它可以是一个陌生人或者熟悉的人，或者是亲人、朋友，甚至是爱人之间建立的一种理解和沟通。从广义上来说，它可以变成整个世界，人与人之间相处的那个润滑剂。作为一名后勤工作人员，我们值班时也会面对患者，当患者遇到问题需要帮助时，我们要耐心倾听他们的需要，针对需要，提供帮助。让患者满意就是上地医院的温度。

程铭（药剂科中药师）

工作第一年的时候，带教老师的一句话让我一直铭记在心里，也一直贯穿在我后来的工作中。"来医院的都是身体不舒服的，他们本身已经很难受了，我们要更加耐心地对待他们。"这就是我们应该做到的换位思考。

想患者所想，才能提供给患者最专业、最温暖的服务。比如，收到儿童处方时，我们会提醒家属注意控制孩子的饮食，多关注孩子服药后的状态；老年患者从窗口取药不方便时，我们都会帮助患者将药包装到他们的拉杆车里，有些中药包本身是很重的；遇到初次喝中药的患者，我们会耐心反复地讲解煎煮汤药的方法、注意事项以及服药禁忌等，并留下咨询电话。在窗口服务时，我们还会提醒患者注意天气变化，及时加减衣物；提醒老年患者出行注意安全；关心长期服药患者的病情状况是否有所好转等。

和患者建立起沟通桥梁，让患者感受到医院不是冰冷的，在力所能及的地方尽量帮患者解决困难，向他们传递温暖就是我们窗口服务的宗旨。

结语：患者面对疾病时因为缺乏相关的知识，承受着巨大的心理压力：担心病情转归，担心承担巨额医药费用，担心自己生病后对家庭的影响……经常会表现出无奈、沮丧。那么我们作为医务人员能够给予患者的最大支持不仅仅是精湛的医疗技术，更需要理解患者的生活、家庭、工作等方面的困难，给予"心"的呵护。

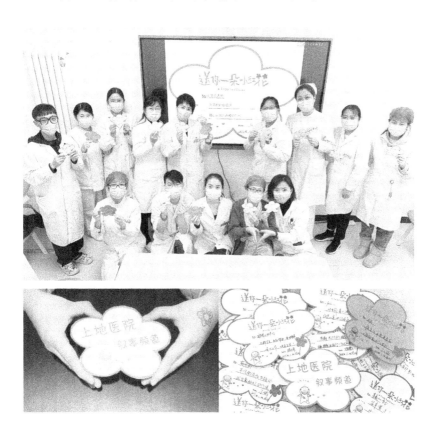

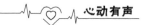
案例 4　服务职责中的可为与有为

活动背景：医疗服务不是简单局限在医务人员对患者提供的医疗救治。立体思维的医疗服务体系包括就诊环境、服务流程、诊疗技术、人文关怀等。为了进一步深化构建医患和谐关系，提升医护人员服务水平，提高患者满意度，我院针对护理服务投诉事件，开展案例分析，讨论医务人员如何以落实岗位职责为前提拓宽服务内涵。

活动时间：2021 年 6 月 17 日。

活动地点：上地医院办公区会议室。

参加人员：上地医院主管副院长、党办职员、护理部人员、临床护士长。

活动方案

（一）护理服务投诉案例分析

1.患者在做雾化治疗时，询问护士开关位置，护士指引方式不当，没有说明哪一个是开关，引起患者不满意。

2.核酸岗护士在下班前 2 分钟脱下防护服整理用物，这时患者来医院做核酸检测，当告知下班不能为其采集核酸时，引起患者不满。

3.家长带着幼儿来医院看病，预检分诊岗护士没有主动协助疫情筛查工作，引起家长不满。

（二）讨论：如何为患者提供更优质的护理服务？

一叙一感

张杨（外科护士长）

换位思考，如果我们去看病，肯定希望能顺利解决我们的问题。接触过很多患者，他们的要求并不高，只要我们能替他们多考虑一点点，他们就很满意。比如外科门诊，经常会有下午请假来看病的患者，看完病到换药室时已经是下午5点多，过了护士下班时间。但我们科的一些护士都能自觉自发在下班时间晚走几分钟。这样就能帮助那些在快下班时候来换药的患者，避免他们白跑一趟。因为我们眼里的小事情，在患者心里是天大的事。

柏雪梅（供应室护士长）

我们供应室的工作是服务于临床，供应室只有准确、及时为临床提供合格的无菌物品，才能为临床开展工作提供有力的保障。在日常工作中，我们变被动为主动，除了正常的每天按时下收下送，我们会主动打电话询问相关科室消毒物品情况。比如，手术室腔镜器械少且使用频繁，我们会加强与手术室的沟通，及时收、送并及时洗、消器械。即使下班了，我们也会主动加班完成消毒工作，以保障每一台手术顺利进行。

张清梅（内科护士长）

内科病房患者大部分是老年患者，我们同时也是安宁疗护病房。在护理这些老年患者时，我们努力和患者沟通，倾听患者的心声，了解患者和家属的需要，给予患者最大的帮助和支持，让老人住在这里是安心的。科室也有很多护理员，我们不仅关注患者，同时关注护理员的心理状态，给予必要的帮助，将服务意识前移，提高了患者和护理员的满意度。

张招（感染性疾病科护理负责人）

感染性疾病科是一个特殊的科室，尤其是在疫情防控时期。作为一名感染性疾病科的工作人员，我们每天面临的都是发热或者有呼吸道症状的患者，看着就诊患者一张张紧张、焦虑、无助的脸，我深刻体会到他们心里有多害怕。为了减轻患者的紧张情绪，我们在防护服上面写上名字以利于辨认，画一些可爱的漫画，让患者知道我们一直都在，我们陪着患者一起积极勇敢地战胜病魔。同时，在这里就诊的患者大多没有家属，为发热患者及时送上一杯温水，扶着行动不变的患者上下楼梯就诊，这些我们眼里的小事，患者却都记在心里。一条条患者感谢的留言是对我们工作的肯定，也是对我们最大的鼓励。所以我认为最好的护理服务就是提供给患者当下最需要的服务。

于苗苗（血液透析室护理负责人）

血液透析室是一个新的科室，2021 年 5 月刚刚开业，为了给患者提供一个更安全、更便捷、更舒适的就医环境，我们大家一直在努力。我认为作为一名血液透析室的护士，面对血透的患者，我们更要有一颗爱心、耐心、同情心。疾病的痛苦、经济的压力、心理的负担（害怕世人的异样眼光）让他们焦虑、脆弱、愤世嫉俗。我们通过对患者的观察，了解他们内心的不安，给予其专业的指导、耐心的解答、心理的安抚，努力帮助他们树立战胜疾病的信心。

李金艳（护理部总护士长）

发生护理投诉事件，给我们敲了警钟，也暴露出工作中的很多问题，值得我们各级深思。这些事件，让我们知道患者所思、所想、所需，我们工作中还存在哪些不足和欠缺，哪些方面还需要改进和提高。来就诊的患者，他们不仅仅是患者，更是一个有思想的生命个体。我们应该换位思考，应该多些同情、多些关注，多想一想"如果我是患者我会需要什么"，就一定能够锻炼出一双"火眼金睛"，能够及时发现问题、及时解决问题。同时我们要做到两个盯住：一是盯住关键时间节点，比如交接班、换药、出入院时间；二是盯住重点人员，主要是老、弱、病、残、孕、幼，针对这些重点人员，采取特殊措施，多些主动性和预见性，及时给予关爱帮助，尽最大可能降低投诉风险。

王颖（护理部副主任）

患者是医院中最重要的人，他的到来不是打扰我们，而是我们工作的开始。"以患者为中心"不是一句口号，是"做"和"说"同时进行的。护士节我们为每位护士准备一份小礼物，即便她刚刚入职一天，我们要以我们的点滴行动让她有归属感。将心比心，以心换心，我们工作中要多点体贴、多点微笑、多点关爱，让患者感受到上地医院的温度。微笑很简单却能拉近我们和患者的关系，也能创造平和的气氛，最终收益的不只是患者，还有我们自己。如何为患者提供有人情味、有温度的护理，这是我们应该思考的。

双双（工会职员）

在处理 12345 市民服务热线关于上地医院的各种案件的过程中，我最有体会的是：随着时代进步，群众素质日渐提升，只言片语根本不能安抚好所有的患者并解决他们的问题。我们需要在还原事实的同时，依托于各项规章制度及政策进行医疗护理服务，需要做到有理可说、有证可寻，并且多站在患者的角度考虑。这对我们的严谨性、专业性和工作热情有更高的要求。有时在工作中遇到并不明确的问题时，一定要"弄清楚、搞明白"再为患者解答，尽量不引起不必要的误会，用 120 分的热情与专业来对待患者的每一个问题。

李占平（副院长）

我院的护理团队是一支有着光荣传统和优良作风的优秀团队，也是医院的一块金字招牌。这块招牌能否保持常亮常新，关键要靠各级护理部门的共同努力，尤其是各位护士长要切实负起责任来，发挥好排头兵、领头雁作用，团结带领广大护理人员，牢固树立服务意识、质量意识、标准意识，尤其要特别强化共情意识、风险意识。要坚持有所为、有所不为，坚决避免工作中的简单粗暴、推诿扯皮情况。有为才有位，一定要牢固树立"靠素质立身、凭成绩进步"的观念，在干好工作的同时体现护理工作者的人生价值。

结语：叙事护理经典案例《丁丁的故事》中提到："会叙事的护士改变患者的命运，不会叙事的护士只是完成本职工作。"今天讨论的案例中，护士按照工作流程工作没有错，但仍旧没有使患者感到满意，其原因正是我们需要反思的。在完成工作之余，我们的医护人员有没有注意到患者抱着孩子的不方便，有没有注意到她的情绪变化？如果在这个时候我们能够主动帮助患者，理解她的不方便，也许所有的问题都会迎刃而解。在工作中，认真思考什么是可以做的，什么是应当做的，才是以患者为中心，是优质护理服务的本质。

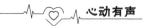

案例 5 学党史走长征路，践初心祭英雄魂

活动背景：2021 年是中国共产党成立 100 周年，为庆祝党的百年华诞，从党的百年伟大奋斗历程中汲取继续前进的智慧与力量，结合我院开展党史学习教育的实施方案，上地医院党总支通过多种形式不断深入开展活动。除组织广大党员干部理论学习外，党总支积极开展对党员干部的爱国主义教育，我们追寻抗日记忆，重温抗战道路，缅怀革命先烈的英雄业绩，培养党员干部职工的团队精神和艰苦奋斗、吃苦耐劳的品质，让党员干部进一步继承和弘扬革命先烈忠诚坚贞、不怕牺牲、英勇奋斗的精神。此次活动强调，作为党员，不仅要传承中华优秀传统文化，更要传承红色精神，识历史砥前行，守初心担使命，做时代发展的四有模范，提升党员干部的历史责任感，激发党员干部职工爱国爱党，爱岗敬业的自觉性，更好地为广大患者服务。

活动时间：2021 年 6 月 25 日。

活动地点：北京市平谷区红谷党员教育基地——冀东抗日根据地。

参加人员：上地医院全体党员。

活动方案

1. 重温入党誓词。

2. 重走抗战小路，合唱红歌《没有共产党就没有新中国》。

3. 在英烈园举行祭奠烈士仪式。

4. 上地医院书记张铭讲专题党课：《在传承红色基因中植根爱国情怀》。

5. 北京市抗疫先进个人马长龙医生讲党课：《抗疫中的红色力量》。

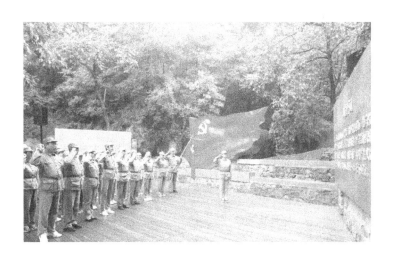

一叙一感

马安然（急诊科护士长、医技支部书记，共产党员）

我想，我是幸运的，出生在这个时代。作为"80后"一名党员，新时代赋予我们新气象，从参加工作的十几年里，我亲眼见证了党和国家一件件大事，并且能亲身参与其中，感到无比的骄傲与自豪。我院为进一步推动党史学习教育往深处走、往实处落，组织了"学党史走长征路，践初心祭英雄魂"党史学习活动。

这次红色教育之旅，我们穿上军装，穿越到那个战火纷飞的年代。我们行军五公里，重走抗战路线，感受当年革命战士在这行军的场景。我的思想经历了一场深刻的洗礼，革命先辈对崇高理想的矢志不渝，让我切身感觉到现在的幸福生活来之不易，发自内心的感恩先辈革命者的丰功伟绩。我们要把革命精神传承下去，发扬大无畏精神，书写有意义的人生。

是的，我是真的幸运。2021年7月1日，上午8时，庆祝中国共产党成立100周年大会在天安门广场隆重举行，我作为少数民族代表有幸身临现场。天安门广场红旗飘扬、歌声嘹亮。56门礼炮，鸣放100响；29架直升机，拼出了100的形状；国旗护卫队，连续走出齐步100步、正步100步、齐步100步的铿锵步伐，致敬党的百年光辉历程。

习近平总书记在讲话中强调："以史为鉴，开创未来，必须加强中华儿女大团结。"作为一名少数民族代表，作为一名党员，作为新时代的医务工作者，我都有责任服务好每一位患者。作为一名党员，我一定牢记初心使命，坚定理想信念，践行党的宗旨！

赵丽婵（人事科绩效考核科、党员）

作为一名新党员代表，在中国共产党成立100周年之际，能够参加新党员代表入党宣誓活动，我感到很荣幸。党的历史是最好的营养剂、最有说服力的教科书，在浓厚的红色氛围的影响下，在一段段历史的冲击下，我的心情久久不能平复。

在海淀区"两优一先"表彰大会上，我有幸参与光荣在党50年的老党员保障任务，作为一名预备党员进行了宣誓。老党员用自己的亲身经历，阐释"不忘初心"蕴含的深刻内涵，感染了作为一名新党员的我。在以后的道路上，我要服务好人民，更加坚定信仰，用不畏牺牲、不惧苦难的革命精神，从小事、实事做起，做好健康守门人，把宝贵的精神财富继承好、弘扬好。党员身份是一份荣誉，更是一份沉甸甸的责任，我会在今后的工作中，以更加饱满的精神状态，砥砺前行，用忠诚担当铸造无悔青春！

张健（党办主任，共产党员）

为深入开展"学党史、办实事"实践活动，我跟随义诊队伍远赴青海省藏区，参与了"初心不改做实事，健康护航我先行"义诊健康教育宣传活动。通过对党史的学习，我深刻明白"服务于人民，立足于本职"的重要意义。此次义诊活动意在满足群众在家门口看病就医的需求，让居民足不出户就可以享受免费的医疗与服务，真正做到为民办好事、做实事，将党史学习成果运用于实际，与工作紧密相结合，为人民的幸福尽献微薄之力。

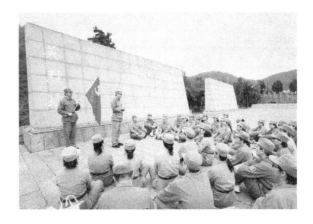

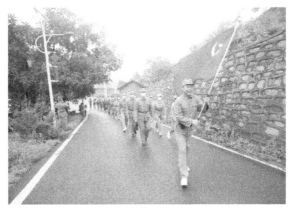

　　结语：2021 年，上地医院通过多元化党史学习活动，深入各个支部展开学习与分享，收获颇丰。以史为鉴，开创未来，我们的未来在本职工作中、在不断自我完善的信念中、在为民服务的觉悟中。我们要在学习工作中不断加强政治历练、实践锻炼、专业训练，继往开来、坚定前行，发扬上地医院精神，做好人民群众的健康"守门人"！

案例 6　患者角色体验

活动背景：聚焦就诊患者所想、所急，医院职能科室开展就医体验活动。设身处地角色互换，在体验过程中发现问题、解决问题。进一步加强医院管理，规范服务流程，有效提高患者就医体验感和满意度。

活动时间：2021 年 7 月 13 日。

活动地点：上地医院预检分诊、门诊医疗楼。

参加科室：医务科、护理部、门诊办公室、宣传科（党办）、相关临床医技科室。

活动方案

1. 体验普通内科患者就诊退费流程。

2. 体验老年外科患者就诊入院流程。

3. 体验急诊孕产妇患者就诊流程＋健康宝核酸检测流程。

一叙一感

马长龙（医务科科长，体验普通内科患者角色）

我所体验的项目是内科普通患者来我院就诊及退费全流程。当我变成一名患者，全流程下来的直观感受是腰酸背痛脚跟疼。我充分体会到患者经历诊室外长时间的等候，终于能见到医生的迫切心情；体会到患者希望医生能够多一些耐心、多一些关注的心情，哪怕是一个微笑、一句安慰。同时我也特别能体谅我们的医生，感慨于他们敬业与坚守。我们的医生每天看近百位患者，经常一上午一口水不喝，一句话不停，甚至没有时间上厕所，只希望尽快帮助患者做出诊断和治疗，让下一位患者少等一分钟。

因为了解，所以理解。通过换位思考，我会真正站在患者的角度去反思，假如有一天我真的生病了，成为一名患者，我相信我就医的感受会比今天更深刻。患者就医的体验除了受医院环境、装修风格、标识标牌、诊疗设备的影响，还要受医护人员的着装，以及交流的表情、语速、声调的影响。特别是一些患者对服务够不够热情、医务人员是否有耐心非常敏感。我们应该认真对待身边的每一件小事、就诊的每一个细节，把"首诊负责，首问负责，首见负责，首听负责"的服务意识深入骨髓，融入血液，因为只有内化于心才能外化于行。

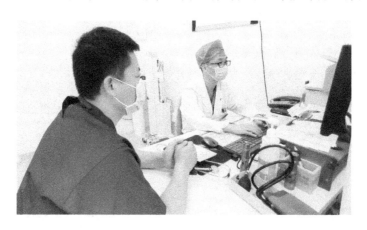

付军妹（门诊办公室副主任，体验老年外科患者角色）

医务科、护理部、门诊办公室联合进行了一次患者角色体验，我作为门办人员体验了一回老年患者住院绿色通道。当天作为老年患者的我，来到医院预检分诊时，受到医务人员的热情接待。因为我无人陪伴且行动不便，医务人员特意找来轮椅并帮我挂号，之后将我推到诊室；医生非常仔细地给我查体并详细问询了病情后，医务人员又带我做了各种检查；在等待检查结果时，陪同人员还细心询问我的状况并安慰我，最后带着各种检查结果将我送到外科病房。

总体来说，这个体验对于我这个老年患者来说，是一次较满意的诊疗过程。上地医院作为一家老年友善医院，它以为老年患者提供便利优质的服务为出发点，制订了一系列关于针对老年患者就诊绿色通道的流程，从细节处体现出了关爱、关心老年患者，真正做到了尊老、敬老、爱老。

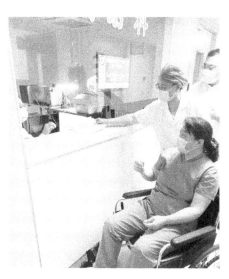

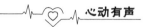

王颖（护理部副主任，体验急诊孕产妇患者角色）

本次患者角色体验活动中我体验的是孕妇就诊流程，从进院到离院用时 1.5 小时，全程给我的感受是焦躁、无助。挂号时间长、候诊时间长、缴费时间长、就诊时间短，看似简单的四个步骤实际上耗费了大量时间。

通过这次的深度体验，也让我对后续的工作有了更明确地目标——加强护士主动服务意识。比如，增强预见性，提前告知患者检查的科室位置；学会察言观色，主动帮助有需要的患者；情绪管理到位，耐心细心回答患者的每一个问题，不知道的不乱回答；首接负责，将患者的问题全部解决落实到位，确保患者可以顺利进行后续诊疗流程。

当我是患者时，我希望尽快减轻痛苦。如果交流中多一句关心，交谈中多一些倾听，遇见困难时多一点帮助，患者对我们的信任会由感而生。被患者信任也会让我们无比的温暖和自豪。

张健（工会主席、党办主任）

一场角色互换的活动，让医院的管理者秒变为一名普通的患者，从进入医院大门开始，到预检分诊、预约挂号、科室就诊，医院遍布了他们的足迹。通过体验让他们感受到了在就诊过程中的焦虑和等待。换位思考，要有同理心，是我们经常挂在嘴上的。通过分享座谈，我们明确了医院下一步的管理思路，感受到推动医院发展科室间要手拉手形成合力，一起为患者提供更加便捷、高效的服务。这次也是"学党史、办实事"的一次重要落脚点，在党建的引领下，叙事医学、叙事护理要真正地落地开花，为患者提供更满意的服务。

简丁（党办职员，全流程记录者）

在整个录制的 1 小时 45 分钟的时间里，我通过镜头记录下了医院里的"就诊"百态。在医院大厅里，患者不是焦急的等待挂号，就是等待缴费，每个人的脸上都呈现着不同程度的焦虑情绪，也许是因为病痛、也许是因为担忧。作为医护工作者的我们，要如何帮助患者排忧解难，是我们需要不断攻克的问题。通过这次的角色转换体验，让"我"变成患者，深入到对方的处境。换个视角看问题，也许就能发现患者真正关心的问题和需求，让服务于患者不再是一句空谈。以解决患者的实际问题为导向，将进一步提升医院整体就医体验感。

结语：患者角色体验活动，让医务人员以患者身份分别体验了普通人群及孕产妇、老年患者等特殊人群的整套就医服务流程。通过患者采访，结合"就医"感受，我们进行了深刻反思，将排队等候时间长、退费流程烦琐等问题的解决提上日程，联合多科室进行流程梳理，集思广益，共同协商优化就医流程的办法。医务人员多询问、多指引、多帮助；使患者少等候、少跑路、少无助，是"学党史、办实事"与医院发展工作的高度融合，将进一步提高患者满意度，塑造医院优质服务品牌。

第二部分

叙事故事

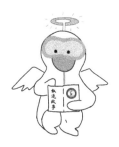

引入叙事，见证成长

张健（工会、党办）

我从 2002 年毕业至今已经工作 20 年了，从一名实习生到急诊科护士、护士长、护理部主任，一路走来，我一直在思考如何做好护理工作，如何优化管理方法带动护理队伍发展，让自己、让患者、让团队都能在"爱"中携手同行。

我不断在工作中摸索和尝试，有困惑、有反思，试图找到一个突破口。根据医院护理队伍特点，我决定先从人文下手抓工作，带领大家学习礼仪、非暴力沟通、人文管理等，经过一段时间实践后，我院护理工作有改善，但是不系统，不能从根本上解决问题，相似问题总会反复出现。直到 2018 年遇到李春老师，听到"叙事护理"这个词，我终于找到了方向。

2019 年医院正式引入叙事概念，每年一个主题：2019 年叙事护理、2020 年叙事医学、2021 年叙事影像、2022 年叙事安全。职工在不断学习中快速提升了叙事能力，取得职工舒心、患者满意的良好效果。在此特别感谢中国叙事护理开拓者李春、北京大学医学人文学院副院长郭莉萍、《叙事医学》杂志联合创始人邵卫东、北京清华长庚医院疼痛科主任路桂军到我院交流促进，上地医院的成绩离不开他们的帮助。

我们以叙事作为党建创新，推进医院人文建设，叙事一词已成为医院品牌。相约早8点互动学习，"如果我是你"主题沙龙开展，平行病历陆续发表，上地小天使表情包上线，"上敖"联盟（上地医院、敖汉旗中医蒙医医院）隔空推进叙事理念，让患者感到温暖的"防护口罩挡不住医务人员甜美笑颜"活动，让孩子们感受到父母工作艰辛的"小小体验官"活动，火遍网络的天才保安快板说疫情，让生命不留遗憾的安宁疗护，浏览量破百万的封控区医务人员的"背影"，以及方舱"检验人"吸引新华社、新京报、海淀融媒等对核酸检测基地进行专访……这些事件和努力让上地医院的名字家喻户晓。在这里，一起放声大笑、一起感动落泪，大家被"粘"在一起的感觉真好。

叙事能够让医者回归到医学的"初心"。在医院各个角落我们看到了"暖"，从患者到医护、从中层到院领导、从工作到生活、从个人到集体，我们互相理解和陪伴。

通过4年多的实践，叙事工作在我院成效显著：护理0投诉、获得区级医改创新项目、成功申办北京市级继续教育"叙事医学论坛"、接诉即办工作三率（响应率、解决率、满意率）高标准完成、被推荐为北京市思想政治工作优秀单位、《心动有声》一书即将出版。

人生的起点和终点都在医院，我们就在这两点间守护患者，见证他们的生命故事，疗愈他们的心灵，也见证我们和医院的共同成长。

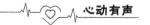

用思维导图学习叙事护理

双双（工会）

接触叙事护理是从听了李春老师讲的一节相关课程开始的，短短一节课的时间，并不能使我对叙事护理的方法有一个全面深刻的了解，为此我特意研读了李春老师所著的《叙事护理》一书。在此通过思维导图的方法将我的学习心得呈现给大家，希望可以给大家一些思路和启发。

思维导图是一种将思维形象化的方法，是应用于记忆、学习、思考的有效思维模式，有利于扩散思维的展开，可以更清晰地了解叙事治疗方法实施的步骤。

叙事治疗的方法共分为五大块内容，分别为：外化、解构、改写、外部见证人和治疗文件。

外化

实施治疗的第一步就是外化，外化中也包含四个步骤。我们假设一名护士为患者叙事护理的场景，当护士发现了患者有心理需求时，那么我们就以外化中的第一步——问题命名展开。具体问法是：请患者描述一下自己的难题，或者给自己的状态打个比方，又或者给这个状态赋予一个名词。假设现在患者的难题可以用"担忧"来概括，那么我们要了解这个"担忧"的发展过程，它是什么时候来的，有什么变化，何时强？何时弱？

接下来第二步，询问问题的影响。还以刚刚的场景为例，我们要询问患者"担忧"给他带来的影响，这个"担忧"对哪些方面有影响？哪些方面影响大？哪些方面影响小？如果"担忧"是个人，他有自己的想法和语言，那么他会把患者带去何处？如何带去的？哪些人、事、物对"担忧"产生了有利的影响？哪些人、事、物对"担忧"产生了不利的影响？哪些会增强"担忧"的力量，哪些会减弱"担忧"的力量？

第三步是评估影响，评估的是上一环节总结出的影响，请患者对"担忧"是好还是坏做判断。这些改变是不是患者想要的？这些影响对患者是好的、坏的还是不好不坏的？

最后一步是论证评估，就是请患者自己说出如果"担忧"对患者的生活影响好，为什么好？如果"担忧"对患者的生活影响坏，为什么坏？如果有好有坏，那么哪里好？哪里坏？为什么？这样整个外化的过程就完成了。

解构

外化完成后，我们要进行的就是解构。简单来说，解构的过程就是探索患者问题形成背后的社会文化原因，探索问题的来龙去脉，在探索过程中逐渐了解患者身上所发生的各种不同的事件。解构就相当于把事件拆解。

改写

改写就是把拆解好的故事重新串联，让这个故事能够往美好、积极的方向发展。在改写中有两个重要的概念，即行为蓝图和认同蓝图。行为蓝图是指在事件中患者是如何做的。认同蓝图是指通过患者自己的行为来判定自己是个什么样的人。每个事件均对应一个行为蓝图、一个认同蓝图，我们要在事件中找出它们，并用积极的事件代替消极的事件。这里面有一个小技巧，名为重塑对话，它能够帮助患者找到那些隐藏的、积极的自我认同。这里的重塑，主要重塑的是患者的自我认同，也就是让患者可以找到那个积极的自己。

在这个过程中，我们要在与患者的交谈中找到一个对于患者来说的重要人物，围绕这个重要人物展开问话。

问话的第一部分是询问重要人物对患者的影响，可以从两方面提出问题，一是重要人物对患者做出过哪些贡献，二是这些贡献让患者有怎样的自我认同。问话的第二部分是把关系互换，询问患者对重要人物的影响，患者对重要人物做出了哪些贡献，这些对重要人物的贡献让重要人物对患者的自我认同产生了什么影响？也就是患者对别人做出贡献的时候，那样的自己是个什么样的人。要让患者了解到贡献是双向的。

外部见证人

在学习外部见证人这个方法前，我们需要先了解界定仪式的意义——让叙述者通过他的听众体验到自己的价值、意义和存在感。整个治疗过程需要三个人来完成：治疗师、当事人和外部见证人。先由当事人来叙述自己的故事，而后外部见证人复述，最后当事人再复述外部见证人的复述。其中外部见证人的复述有五个方面，顺序依次是：

表达：让外部见证人对当事人的故事中印象深刻的部分做复述。

意象：当外部见证人听到当事人的故事时，他脑海中呈现的情境或画面。

共鸣：当事人与外部见证人的生活产生了哪些共鸣。

触动：当事人的故事会让外部见证人产生怎样的改变。

好奇：询问外部见证人是否有好奇的部分。

在进行治疗时我们追求的并不是整个过程的完整性，而是当事人是否通过治疗体验到自己的价值、意义和存在感。

治疗文件

最后，我来介绍一下治疗文件的使用方法。

其实很简单，就是通过文字或奖励的形式，给予患者积极的自我认同，以及肯定和认可，强化患者心中那个美好的自己的形象，相信自己有解决困难的能力。

叙事护理的五方面内容不再赘述，在此另外强调两个在整个提问中需要注意的问题。

一是在问话中要尽量做到去中心化，避免"我觉得、我认为、你应该怎样"的句式，而是要通过反问引导患者去剖析自己真实的想法。

二是在护理过程中要选用适宜的方法，达到引导的目的即可，不用把所有的方法都运用其中。方法是途径，而给予患者帮助才是我们最终要实现的目标。

学习任何一项技能都是个需要不断深化、不断思考的过程，希望我们在探讨和实践中越做越好！

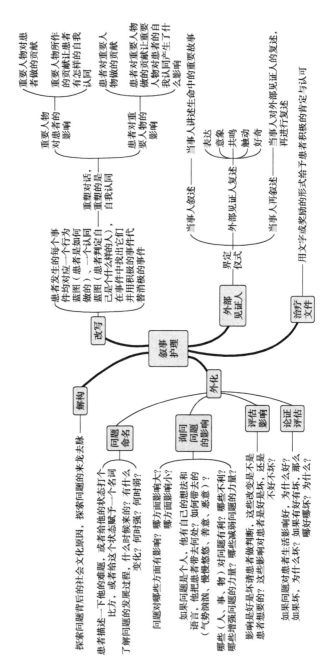

你好！小苏

苏文月（产房）

从发热门诊下线调养的第 7 天，我学习了李春老师"在不安中寻求安顿"的直播课，又有了新的收获。"治病救人，救死扶伤"一直是我努力学习的方向。学习了叙事护理后我更明白 —— 安慰剂常在，但安慰患者的人不常在。我也曾多次想象如何用叙事护理为患者排忧解难，却没想到，第一次运用叙事护理是和我自己的对话。

2003 年，非典（SARS，传染性非典型肺炎）暴发时我刚刚 6 岁，还很懵懂，长大后从长辈口中得知很多白衣天使逆光而行的光荣事迹。时隔 17 年，一场没有硝烟的战争再次打响。受到前辈们那一封封热血的"请战书"的鼓舞，作为新一批"90 后"护士，我主动请缨前往一线。

2020 年 2 月 4 日一早，我接到紧急通知，被抽调到发热门诊工作。接到通知后我百感交集，既感到惊喜、激动，又充满忐忑、焦虑。惊喜的是能被领导信任，忐忑的是不知自己能否胜任这份工作。于是，我一遍遍地观看穿、脱防护服流程和采取鼻咽拭子的视频，一遍遍地背诵预检分诊工作制度、流行病学史的采集要点。

随着进入发热门诊的日子越来越近，虽然有各位老师的悉心指导，有来自四面八方的热情鼓励，我的内心还是充满了担忧，整天唉声叹气、不想吃饭，晚上甚至彻夜难眠。难道还没上战场，我就要被恐惧打败了吗？

望着天花板，我和自己展开了对话。

我："小苏，最近你怎么了？看你整天愁眉苦脸、唉声叹气的。"

小苏："我被抽调到发热门诊了，日子越来越近，我现在可害怕了，焦虑到白天走神、不想吃饭，晚上还睡不着。我以前可爱笑了，但现在我连看笑话都笑不出来了。别人安慰我，我也不想搭理，总觉得别人体会不到我的内心感受。"

我："这是好事啊！现在国家有需要，你能挺身而出，真是好样的。你害怕什么？害怕感染病毒？"

小苏："那怎么可能？！医院的防护措施那么好，病毒见了我，还得躲着走呢！"

我："那你害怕什么？"

小苏："这是我第一次接触传染病工作，虽然老师把工作流程讲得特别详细，通过反复学习我也都掌握了，但还是心里没底，有些不知所措。面对陌生的工作环境、陌生的工作伙伴，我怕万一做不好，给原本就很忙的老师再添麻烦。"

我："你都这么害怕了，为什么还要报名去一线？"

小苏："因为我身体好、我年轻啊。我还没结婚，没有什么家庭负担，只要照顾好自己就行了。而且我也特别想在国家有需要的时候能出一分力。所以当时想都没想就报名了。"

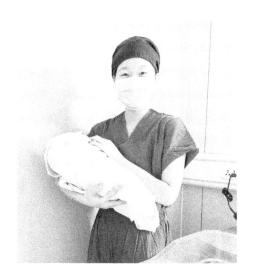

我："小苏，你真棒！当下疫情严峻，别人躲都来不及呢，你还毫不犹豫请战，多厉害呀！况且，你不是一个人在战斗，前面有为你开路的前辈，身后有为你助力的领导。小苏，你还有什么可担心害怕的呢？在我眼里，你可一直是个优秀勇敢的护士啊。"

小苏："那当然了，我从实习到现在，抽血可从来没失手过。实习的时候表现特别好，主任还带着我上过两台手术。我抽动脉血的时候可准了，患者从不喊疼。而且我还给全科的老师们讲过课呢。"

我："你看你取得了这么多令你骄傲自豪的成绩，那么多困难都没有把你打倒，说明你是个坚强的女孩。现在你还害怕吗？"

小苏："嗯，我学习能力强，只要按照标准流程做就不会有问题，还有老师和我一起战斗，没什么可怕的！"

我："这就对了，相信你一定能圆满完成任务，平安回家！"

小苏："嗯，放心吧，我一定不负重托，同疫情奋战到底！"

疫情更像是一场人生考试，我从脆弱中学会了坚强。我将带着这份宝贵的收获，奔赴战场。

生命的感悟

张杨（外科）

最近，外科病房收治了一位癌症晚期的患者，肺癌脑转移、骨转移。这次患者是因为尿潴留住院，来院时，他的病情比较平稳，生活能够自理，可以下床行走。但没过两三天，他就开始右下肢无力，好几次差点摔倒。针对这种情况，必须要有人陪护，但是当医护人员和他沟通时，他却变得特别暴躁，发脾气、骂人……吓得护士们都不敢和他说话。

身为护士长，看到这种情形，我心里很担心：总是这样也不是办法，没有陪护，护士不能总在他身边陪着，他又不听话总是自己下床，真的哪天摔倒了怎么办？我突然想到，我们最近不是一直在学习叙事护理吗，那我就用叙事护理的方法和他聊聊去。

有一天的中午，我下了班，来到他的病房，看见他没有休息，就过去主动和他打招呼："吴叔叔，中午没休息啊？"吴叔叔用眼睛瞟了我一下，没有理我。我拿了一把椅子坐在他的床旁，声音柔和地说："吴叔叔，您好！我是咱们科护士长，我叫张杨，您可以叫我小张。您今天感觉怎么样啊？这两天住进来还习惯吗？有什么需要我帮忙的？"

吴叔叔："我本来也活不了多长时间了，来住院就是止疼，其他的你们不用管我。"

我："嗯，我知道您这两天都没有睡好，晚上总是打止疼针，您现在应该挺疼的吧？"

吴叔叔："我不疼来住院干吗啊！"

我："对啊，您就是因为疼才来住院的，那您觉得这两天的疼和前两天有什么区别吗？是更疼了？还是好些了？"

吴叔叔这时看了我一眼，停顿了几秒说："我觉得住院后这两天比前两天在家时更疼了。"

我："那要是让您给这两天的疼痛和前两天的疼痛评分，满分是100分的话，您看可以评多少分啊？"

吴叔叔这时好像可以平和地跟我交流了，不再排斥我，说："前两天大概是 50 ～ 60 分，这两天 70 ～ 80 分。"

我："那还真是更疼了呢，难怪您总是要求打止疼针呢！"

吴叔叔看着我说："小张，我和你说啊，有时我就是怕疼得更严重，所以就要求先打针。其实我在生病之前身体可好了，我之前是咱们国家第一批跳伞运动员，我特别不怕苦、不怕疼，当运动员时受过很多伤，但是我都没有耽误过训练。"吴叔叔神采奕奕地和我讲述着以前的种种。

我认真地听着，然后问："那您觉得您是个什么样的人呢？"

吴叔叔："我当然是个坚强、不怕困难的人啊！我没有生病之前，家里都是靠我养活的，照顾父母、老婆和孩子。那时我父母都 80 多了，母亲还瘫痪在床上，大小便失禁，我白天上班，晚上在家照顾老人。"

听到这里时，我好像明白了吴叔叔为什么不让家里人来陪护了。我接着说："那个时候的您真是挺辛苦的。"

吴叔叔骄傲地说："我那个时候可是家里的顶梁柱！家里有了困难、麻烦事都是我去处理。"

我："我听了您的故事，觉得您真是为了这个家付出了很多，您对自己的评价是家里的顶梁柱，不怕苦、不怕疼，是个坚强、不怕困难的人是吗？"

吴叔叔眼里有些泪花，说："是啊！但是现在不行了，我还要别人照顾，家里全靠我老婆了，我老婆现在特别辛苦。"

我把手放在他的手上，看着他说："那您觉得您现在能为家里面做的是什么呢？"

吴叔叔沉默了一会，说："我现在只要不给家里添麻烦，别让家里人担心我就可以了。其他的我也无能为力了。"

我："那您觉得怎么做才不会让家里人担心您呢？"

吴叔叔："我呀，疼的时候忍着点，该打针打针，不是特别疼的时候就开开心心的，和老婆、孩子说话别乱发脾气，让他们看到我不是特别痛苦，他们也就放心了。"

我看着吴叔叔面带着微笑的脸庞，我的眼眶有些湿润了，平复了一下心情后说："吴叔叔，这就对了嘛，您有什么困难和我说，让我们一起面对，好吗？"

　　吴叔叔笑着说："好，谢谢你小张，还利用休息时间过来开导我，和你聊天，现在我真的好多了。"

　　吴叔叔接着不好意思地说："小张啊，和你们护士说说啊，我这乱发脾气不是针对你们，就是我心里烦，和她们说一声对不起啊，我以后不会这样了，一定配合你们，好好治疗。"

　　我说没关系，我们都理解您。

　　就这样，这次的谈话愉快地结束了。

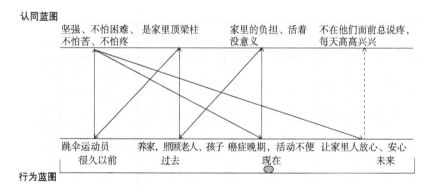

认同蓝图

坚强、不怕困难、是家里顶梁柱　　　家里的负担、活着　　不在他们面前总说疼，
不怕苦、不怕疼　　　　　　　　　　没意义　　　　　　　每天高高兴兴

跳伞运动员　　　养家，照顾老人、孩子　癌症晚期，活动不便　让家里人放心、安心
很久以前　　　　过去　　　　　　　　现在　　　　　　　未来

行为蓝图

　　自从那次谈话后，我发现吴叔叔每天都乐呵呵的，见到医生、护士都主动打招呼。同事们也都说，吴叔叔越来越配合治疗了，说话也和颜悦色的，再也没有私自下床了。

　　有一天，吴叔叔的爱人拿着好几个西瓜来找我，说："我老伴儿让我来谢谢你们，他这几天状态特别好，也不乱发脾气了，真的太感谢你们了，他对你们的工作特别满意！以前他住过好几家医院，因为他脾气不好，总骂人，那里的医务人员都不爱理他，住不了几天就让他出院了，但你们这真的不一样，他现在爱说话了，也能心平气和地和我说话了，还总和我说你们有多好，真的是太感谢你们了！"吴叔叔的爱人一边说一边流下了眼泪。

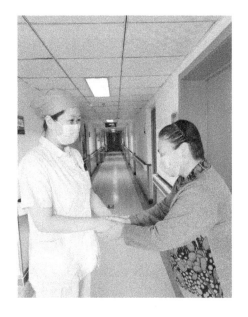

学了叙事护理之后，我觉得，人与人之间最重要的是理解、沟通和倾听，不要主观地只站在自己的立场去考虑问题，这样不管是在工作还是在生活中，都会更加游刃有余，更加和谐！

温暖的马甲

马长龙（医务科）

在我院血液透析中心验收的那一天，为了做好验收准备工作，我早早来到医院，恰好碰到出神经内科专家门诊的刘力主任，我顺便将放射科已经可以开展头颈部动脉 CT 血管成像技术的好消息与她分享，并请教如何配合神经内科患者的需求开展颅内血管超声。交流期间，诊室的门没有关严，一位 60 多岁的阿姨探头反复看了几次，我以为是患者着急就诊，与她点头示意一下，就匆匆结束了话题。

将近中午，我们刚刚送走验收血液透析中心的评审专家组，一位阿姨气喘吁吁追上我。

"我能跟你反映个情况吗？"

"没问题。"我认出来她正是早上在神经内科专家门诊碰到的那位阿姨，我心存疑惑，阿姨怎么一上午了还在医院？难道她是对我们就诊流程有不满意的地方？

阿姨说："我要表扬你们的一位工作人员，1 个月前我来看病时，正好碰到一位患者非常痛苦，在椅子上坐卧不安。走廊比较冷，你们这位工作人员脱下自己的棉马夹盖在他的身上，还不断地安抚他，及时找来医生为他诊治。这一幕着实感动了我，我当时还照了照片，但是存在家人手机里了。刚才听说你是领导，我一直就没走。"

我恍然大悟！随后她说看见那个小伙子今天也在上班，并拉着我到药房窗外指给我看。我一眼就认出来她说的正是我院年轻的药师——杨柳。

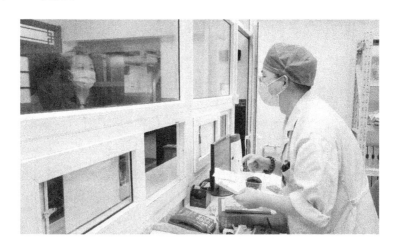

我也特别感动，主动加了老人家的微信，强调如果能找到那张照片一定给我发过来，承诺一定会表扬这位同志。老人家也表示自己微信不太会用，回家后让爱人帮忙发过来。我把电话也留给她了，告诉她如果以后来医院就诊有困难随时可以联系我。几天过去了，也没有任何消息，我找到药剂科管主任转达了杨柳的暖心事迹，之后便没有刻意关注这件事。

2021年4月14日中午11点04分，我收到了那位阿姨发来的一张照片和一段长长的文字：我是您院的一位门诊患者，3月12号，我到中药房取药让我看到了感人的一幕……

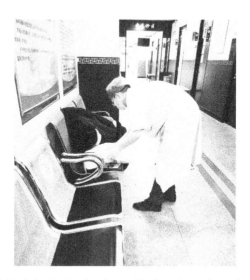

　　随后阿姨给我打来电话，解释说爱人出差才回来，照片刚刚找到，她不会打字，是她口述后爱人帮着编辑的这条信息。

　　想想这是怎样的一份感动，让一位陌生人肯花时间、花精力将这份感动一定要传达给医院。其实有人文的医疗是有温度的，我才意识到这一年在党建的引领下，我们的诊疗环境已经悄然发生了变化。

　　我下意识地翻了一下日历，3月12日，植树节，7～10℃，南风2级。天气乍暖还寒，我的脑海里浮现出那一幕暖心的画面。

　　这一天，一件普通马甲暖了一颗就诊患者的心，这不是虚情假意，而是融在每一位上地医院医务人员骨子里的关爱，这份持续存在的关心和感动，将比任何药物更加持久有效。

　　这一天，植下的是温暖，收获的是患者的信任，这才是春天应有的温度！

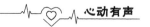

失眠的背后

刘子达（中医科）

我是一名中医理疗科医生，每天接触很多病症不同的患者。每次都是尽自己最大能力尽可能地帮助患者缓解身体上的痛苦。同时，在治疗的时候和他们聊聊天，也能缓解他们心里的烦恼。

2021年8月上旬，有一位患者引起了我的注意。张某，女，71岁，她走进诊室时眼神涣散，脸色灰暗，精神特别不好，感觉再走几步就要摔倒似的。

我赶紧扶着张阿姨坐下，说道："阿姨，您怎么啦？有什么不舒服吗？"

张阿姨叹了口气说："我最近老是睡不着觉，严重失眠，每天晚上就睡2个多钟头，中间还老醒。一闭上眼就开始做梦，醒了就睡不着了，吃安眠药都不管用，太难受了。要不您给我针灸看看，听说针灸治疗失眠挺管事的。"

我说："您失眠多长时间了？原来睡眠好吗？"

张阿姨说："有一个多月了，之前还都挺好的。"

说话间我让张阿姨把手搭上来，给她把脉。从脉象看，她右手寸脉弦、细，提示有肝气郁结的征象。

我关心地问："阿姨，您是不是有什么不开心的事儿呀？"

张阿姨瞬间眼圈就红了，哽咽地说："可不就是遇上事儿了，让我吃不好、睡不着的。"

看到张阿姨欲言又止的样子，我说："阿姨，这样吧，我先给您把针灸扎上，您在这儿闭目养神休息休息，然后我再给您开点疏肝解郁的汤药。这两种治疗搭配对您的睡眠会有帮助。"

说完我嘱咐她躺下，开始行针。在扎针的过程中，张阿姨突然情绪激动起来，一度哽咽。因为牵扯到患者隐私，我没有过多询问，只是嘱咐她放松心情。

留针时张阿姨突然对我说："刘大夫我跟你说实话吧，我也知道我睡不着是怎么回事，我跟您说说，您别嫌我絮叨，要不堵得我这心口窝里难受。"

我递给阿姨一包纸巾，说："阿姨，我怎么会嫌弃您呢，您说出来是一种宣发，说出来就舒服了，您说吧，我听着。"

张阿姨抽泣地说："你不知道，我遇到多大的事啊，一个多月前我儿子出事儿了，我都这岁数了，我就这么一个儿子啊！"说到这里老人又开始哭泣。她哭了一两分钟，我走过去轻轻地拍了拍她的手，因为她扎着针灸不能动，拍拍手可以帮助她稍微平稳一下情绪。

张阿姨继续说道："我儿子今年刚 40 岁，是一个公司的小领导。他为人特别好，很正直。单位领导、员工都喜欢他，他工作能力也很强，领导也愿意把任务交给他。那天晚上单位里要加班，他还给我打电话说'妈，晚上不用给我留晚饭了，我在单位吃，晚点回去。'我没想到这就是他跟我说的最后一句话。"说着老人又开始哽咽，我的心也受到了很大的触动，又拍了拍她的手。

张阿姨擦擦眼泪接着说："那天半夜的时候我就接到儿媳妇打来的电话，说我儿子出车祸了，在医院抢救呢。我当时都快晕过去了，还是街坊帮我跟老伴打车去的医院，结果到医院他已经不行了。"

此时老人已经哭成泪人，丧子之痛把她的心折磨得支离破碎，哭了一会儿，她稍微平缓点后继续说道："从那天以后，我就睡不着了，晚上就跟过电影似地想着我儿子，从小到上学、到参加工作、到结婚，这些事就都来了，我越想就越想哭。我这儿子可孝顺了，小时候也是好学生，老师都夸，上了班领导也夸，你说他怎么这么惨啊，这事怎么就摊在他身上了呢！才40岁就没了！我就这么一个儿子，他小儿子才2岁！想想这些，我都想跟他一块去了得了！"说着说着老人又开始哭起来。

我刚刚当母亲不久，有一个1岁多的儿子，真不敢想象这位老人承受着多么大的伤痛，这是来自心灵上的永远不可能愈合的伤痛。我的眼圈也红了，拍拍她的手。良久，她的情绪平稳了一些。

我说："阿姨，您的悲伤我理解，我也是妈妈，我也有儿子，我能体会到您当时的痛苦。如果您儿子知道您因为想念他、舍不得他而睡不着觉，伤心难过，您觉得他会对您说什么呢？"

张阿姨若有所思地想了想说："我儿子特别孝顺，他肯定会说'妈妈，儿子对不起您，我的突然离开对您造成这么大的伤害，是儿子的不孝。可是事情已经发生了，您再难过我也回不去了，我不想您因为想我把身体搞垮了，那样我不是就更不孝了么。您想我了，多带带孙子，他才2岁，这也是我最放心不下的，您一定帮我好好照顾他。'"

张阿姨的泪水又一次模糊了双眼。

我顺势问道："您会怎么回答他呢？"

张阿姨说："我会和儿子说，儿子，你走了妈妈真是心都碎了，我舍不得你呀！我天天哭啊，哭得睡不好觉、吃不下饭的。对呀，我得照顾孙子呢，我身体不能熬垮了，垮了谁帮儿媳妇带孩子啊。"

我说："那您觉得儿子希望您怎么做呢？"

张阿姨眉头舒展开一些了，她说："这孩子孝顺，肯定希望我身体健健康康的，能吃能喝地好好度晚年。这不是疫情吗，今年没有出去旅游，以前，每年儿子都带我们一大家子出去玩，他说趁着我和他爸爸身体好到处走走看看。为了儿子的心愿，我得好好治疗，等我这睡眠好了，我还要带孙子呢，让儿子放心。"

我笑着说："是呀，身体好了才能带孙子呢。您在我这只针灸一次不能完全好，这最少得治疗一个疗程呢。以后每次来，我都陪您聊聊天。"

张阿姨说："刘大夫，您真好，给我治病，还陪我说话，开导我，谢谢您！"聊到这里该起针了，我把她的针取出后，等她的情绪平稳了，扶她起来。

张阿姨握着我的手说："谢谢您，刘大夫，说出来我这心里痛快多了，要不老跟个大疙瘩似的在我心口这儿堵着，堵得我难受。唉……有您这样的大夫真好！"

后来我给张阿姨开了几副汤药，又嘱咐她如何服用，她便拿药回去了。第二天来复诊，一进门我就看到了张阿姨脸上的笑容，她笑着说："刘大夫您真神了！我昨天晚上喝完药，看了会儿电视，10点来钟就有点犯困了，我借着困劲儿赶紧睡，结果这一整宿居然没醒，到了早上5点多了才醒！这是我这一个多月以来最好的一觉！我原来吃安眠药都没这么好好睡过！我觉得这样下去我肯定能好了，谢谢您！您真是医术高又善良！"

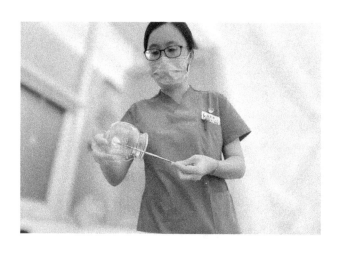

通过对张阿姨的陪伴、倾听，减轻了她老年丧子的悲伤情绪，使她能够放下对儿子的执念，开启生活的新里程。这让我充分领悟到叙事护理强调的"只有被充分表达的爱，才可以放手；只有被充分领受的爱，才可以离开"的深切含义。

"胃"你解忧

双双（工会）

我是一名消化内镜室的护士，每天的工作就是跟随着镜头穿梭于患者的消化道之间。经过几年经验的积累，我自认为在工作中还算游刃有余。但在 2019 年 4 月，听了一次李春老师讲授的名为"叙事护理"的培训课程后，我对我的工作又有了更深一层的认识，对以人为本的护理概念有了更加深刻的理解。

"叙事护理"一词，我想很多人对它是陌生的。这到底是怎样一门学问呢？它讲述的宗旨是：让医患之间的关系从技术与金钱的交换，转变为彼此的尊重和滋养，医护人员要学会慢慢地、静静地聆听疾病背后生命的力量，在适当的时候给予患者力所能及的支持。当然，这只是书本中的解释。而我希望通过一次次与患者的接触交流，慢慢体会和理解它，并将它渗透到我的护理工作中。于是，我开始了我的第一次尝试。

那是一个阳光明媚的下午，我即将结束一天的工作，在做最后的整理。这时我被几下轻轻的敲门声吸引了注意。

开门的是一位 50 岁上下的阿姨，她一边缓缓向我走来，一边左顾右盼地仔细观察周边的环境。

"阿姨，您好，有什么需要我帮忙的吗？"她没有回答我，目光始终在这间屋子中游移，好像在寻找什么。

"阿姨，您在看什么呢？"我又轻唤了一声，可能是因为观察得太专注，她一时没有反应过来。

"护士，您好，这里是做胃镜的地方吗？"她询问我。

"是啊，您要做检查吗？"

"我不做检查，我来就是想看看胃镜长什么样。这检查听着挺吓人的，这么多年我也没怎么进过医院，感冒都很少得，所以就想着先咨询咨询。"

"那您想咨询什么呢？"

"唉，我这胃啊，最近总是不太舒服，感觉吃什么都不消化，吃的时候还有点咽不下去的感觉，经常隐隐作痛，你说我有必要做胃镜吗？"

"这样啊，阿姨您找医生看过了吗？"

"看了啊，医生建议我做胃镜。我不想做，但又不放心，所以过来问问。"

我思索片刻问道："那您能告诉我，为什么不想做吗？"

阿姨叹了口气，说："姑娘，不瞒你说，我年轻的时候胃就不好，一直也都没当一回事儿。前两天家里有个侄女胃癌去世了，自那以后，我就总觉得咽东西费劲，什么都吃不下去。我觉得跟她之前的症状特别像，我是越想越害怕呀。"

"您害怕的是什么呢？"

"我害怕我也得这病啊！我那小侄女才二十来岁就诊断出了胃癌，刚开始都以为是吃坏东西了，没太在意，等到了医院检查出问题的时候已经是晚期了。如果能早点发现，也许病情就不会发展到这个地步。如果能重来一次，没准儿孩子治疗好了，她们还能一家人开开心心地过日子。"说到这，阿姨的眼圈微微泛红，我知道现在说什么都略显无力，轻轻地拍了拍阿姨的肩膀。

"那时候她做胃镜就是我陪着去的，我到现在还记得她当时的样子。她说：'姨，这检查也太难受了，等我病好了，再也不做这检查了。'只可惜，孩子最后也没等到好的那一天。"

"阿姨，我特别理解您。那您觉得怎么做才能避免这么严重的事情发生呢？"

"我觉得呀，有病一定要到医院去看，该做的检查一定要查，不要不当回事。我那侄女就是给耽误的。"

"阿姨，您说得特别对！"

说到这，阿姨有些明白了我的意思。

"我也该早点做检查，越拖对我的病越不好。道理我是明白了，但是我这心里还是害怕啊，我从来也没做过这个检查，输液都没输过。之前看孩子那痛苦的样子，我都有心理阴影，现在一想这事儿就吃不下、睡不好的。"

"阿姨，如果现在有一种不痛苦的检查方法，您愿意尝试吗？"

"那我当然愿意了。"

"我们这可以做无痛胃镜，给您用点药睡一觉检查就做完了，您肯定一点感觉都没有。而且我们这里都是聘请的专家做检查，保证又快又好。"

"真的吗？那太好了！"

"当然了，只要您预约无痛胃镜，按流程准备好就可以了。"

"那做的时候你在吗？"

"在呀，您做检查的时候我会一直陪着您的，有什么事儿您都可以跟我说。除了我，还有麻醉医生、检查医生和护士，我们4个人呢，都会一直陪着您。等您睡醒一觉检查都已经做完了，保准您什么感觉都没有。出了结果，您也就能放心了。"说到这，我看出阿姨好像已经做好了心理准备。她的神情不再是担心、疑虑，更多的是坚定和信任。

"听你这么说，我的心就踏实了。现在就预约无痛胃镜能行吗？"此时，她脸上的表情和轻快的语气跟刚进门时形成了强烈的对比。原来，消除患者的疑虑，简单几句话就可以做到。

我详细地把检查前的准备、注意事项向阿姨交代了一遍。

做检查那天，一切都有条不紊地进行着，顺利地做完了检查。我现在还清晰地记得，阿姨激动地和我说："护士，谢谢你，我的胃检查没啥大事，就是浅表性胃炎，不是胃癌，吃点药就好了。太谢谢你了，今晚回家终于能睡个好觉了。"

这件事让我开心很久，让我觉得自己用所学的知识真的给患者带来了帮助，我的价值感油然而生。

此时，我与阿姨的故事并没有结束。没过几天，阿姨又带了她的朋友来找我，我也同样地为她提供了我最大的帮助。

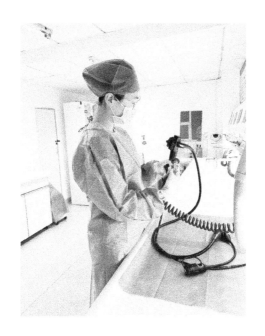

　　学习叙事护理之后，我对我的工作有了新的思考。我们每天面对的是一个个鲜活的生命，在这每一个生命背后，都有他们发生过或者即将发生的故事。我也是这些故事中的一环，而我要做的，就是让我这一环可以给予每个生命力所能及的帮助和力量。这不是说说而已，这需要丰富的知识、经验和技巧的累积、沉淀。虽然我学习叙事护理的时间不长，但在一次次的实践中我发现，用心交流是任何方法实施前的基础。打好了基础，我相信我一定可以将叙事护理的方法运用得更加恰当、自如，也让我更有信心去面对每一天新的挑战。

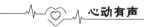

病区夜话

刘兆慧（外科）

前段时间科里来了一位胃肠间质恶性肿瘤伴尿潴留患者李叔叔，主要是因为尿潴留时间过长、无法排尿而入院。李叔叔平时都是由他爱人白阿姨陪床，白阿姨对李叔叔特别关心。白阿姨陪护时总是按照自己的想法行事，对护士的工作也不是很认可，有时还会阻止护士，大大加重了我们工作的难度。

由于疾病的影响，李叔叔基本上每天只能睡三四小时。而白阿姨每天在旁照顾几乎是衣不解带。一天，我上大夜班时，几次巡视病房都发现李叔叔没休息，便多去转了几次，看看有什么需要帮助的地方。有一次刚回到护士站，就听到病房里传来了争吵声，我立即赶去查看，原来是李叔叔和白阿姨吵了起来，白阿姨一直在哭。看到这种情况，我急忙进行劝解。

等白阿姨情绪平稳后，我请她到护士站坐下问道："阿姨，您这是怎么了，发生了什么事呢？"

白阿姨低着头，唉声叹气地说："你看，今天都这个时间了，他非要和我吵着吃面条，大半夜的，在医院去哪给他买面条呀？但他不听，就和我嚷嚷，我这是实在憋不住了才和他吵的。"

我急忙安慰道："白阿姨，您别生气，估计叔叔也是不太舒服，才和您发脾气的，我看平时叔叔对您挺好的。"

白阿姨的脸色灰暗，一双疲倦的眼睛充满了无助，她突然哭着对我说："他对我一直挺好，应该是我最近压力实在是太大了，又休息不好，所以难受。每天晚上看见他那么难受，我真是不敢睡，也睡不着！特别害怕这一觉醒来他就不在了。"

白阿姨的话深深触动了我，我拿出纸巾递给她说："白阿姨，李叔叔和我爸爸年龄相仿，您的心情我能理解，但是您也要照顾自己的身体呀！要不您的身体垮了，还怎么照顾他呢？"

白阿姨听完我的话，眼泪依旧像断了线的珠子一样不断地往下掉，她抽泣着说："小姑娘，你说的话我都明白，我也知道要先自己养精蓄锐才能照顾好他。可他还这么年轻，要是真走了我可怎么办呀？这段时间我每天陪着他，感觉他的状态越来越不好。这都怪我，是我没照顾好他。"

我连忙劝慰说："白阿姨，这几天我看您陪着李叔叔很辛苦，您把叔叔照顾得已经很好了，我们医护人员都夸您呢！"

白阿姨说道："他最近脾气特别大，动不动就发火，真是烦死他了。以前他发脾气我还有耐心忍一忍，最近他一发脾气，我也很生气，总觉得不像从前那么有包容心了。"

我说："白阿姨，您可能是太累了，消耗过度了。看您平时把李叔叔照顾得那么好，夫妻感情一定很深吧？能和我讲讲您和李叔叔以前的故事吗？"

这时白阿姨的眼睛看向了远处，思索了好久说道："我和他从认识结婚到现在也有 30 年了。刚在一起那会儿，有一次我们俩去爬山，在半山腰我不小心崴了脚，他特别着急，直接背着我就往山下走，到了家以后一直给我冰敷，那几天我走不了路，他就天天照顾我，我就觉得他是个值得托付终身的人。虽然我和他一路走来吵吵闹闹的，但我们俩都一起过了这么长时间，我早就习惯了每天都有他的生活。这要是突然只剩下我自己，我真不知道以后的日子该怎么过……他查出来这病也有十多年了，前后也做了好几次手术，前几次手术后病情平稳了，我还能带着他去爬山。但这次看他都下不了床了，所以我才这么害怕。他这人本来脾气就大，而且我也知道他最近心态不太好。"

我听后拍了拍阿姨的背说："我知道您的压力大，叔叔情绪也不稳定，您平时可以和他多聊聊喜欢的事情。"

白阿姨叹了口气，皱起了眉头："要说他的爱好，那就是爬山。年轻那会儿我们两个就是因为喜欢运动才在一起的。他那会儿年轻，身体也好，我那时候身体也可棒了，他就带着我骑自行车或者摩托车，我们两个一起往北京周边的山里走。他查出来这个病之后，有一阵心态也不是很好，我就陪着他、安慰他，病情稳定时我就拉着他去爬山，没事还会到外地走一走。那时候虽然病着，但只要一说爬山，他就特别开心。他这辈子最大的愿望就是能够爬上一次珠穆朗玛峰，本来想着过完春节我就带着他和一些老友一起去的，不管能不能爬上去，但是至少去过了，也算陪他完成了这个愿望。没想到他突然就病倒了，让我太措手不及了。小姑娘，我不是不信任你们，我知道你们是为他好，也明白他现在的情况，我就是看着他动不动就挨一针、插个管，觉得他太难受。我实在不忍心看着他这么受罪，所以我才不想让你们给他弄这些治疗，阿姨这心里看着疼呀！"说完白阿姨又伸手擦了擦眼泪。

我听完这些话，连忙握住了白阿姨的手："阿姨，您说的这些事情虽然我没有经历过，但是能感觉出您和李叔叔一定特别相爱，或许您可以从这些事情上找到帮助他的办法，带给他信心，毕竟您是他最亲近的人，您的鼓励一定是最重要的。"仿佛一句话点醒梦中人，白阿姨听完我的话，和我说道："小姑娘，你这倒是个好主意，我可以多和他提提爬山的事情，让他有动力，只要他心情好了，就一定能好起来的，我还得陪着他去珠穆朗玛峰呢！"

听了我的这番话，白阿姨才松开了一直紧皱的眉头，带着笑意拍着我的手说："谢谢你，小姑娘！谢谢你能理解阿姨，这一晚上还听我说了这么多。最近他住院，每天就我们两个人，根本没有人能听我说说心里话。今天跟你说说话，我感觉放松好多。而且你说得对，我不能和他发脾气，我要说些让他开心的事情，多鼓励他，他才能好好治疗，减轻痛苦。你放心，从今天起阿姨肯定配合你们的工作。"

我笑着回答道："谢谢您能理解我们的工作，以后您有什么心事，可以随时来找我。您赶快回去休息吧，还要早起照顾李叔叔呢。"

从那天以后，几乎只要我值班，白阿姨都会找我聊聊天，而且特别配合我们的工作。李叔叔在白阿姨的陪伴下心情慢慢变好，感觉生活充满了希望。

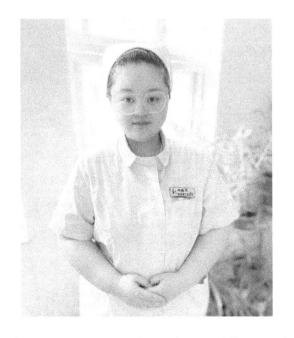

　　通过叙事护理的学习，让我懂得了倾听和陪伴的重要性，不止对待患者，对待患者家属也是一样的。大多时候我们只是去考虑患者的心理状态，并没有顾虑到患者家属心理的负担。我们学习叙事护理的最终目的不就是给患者及其家属带来帮助吗？有了这次经历，我希望以后自己能够运用叙事护理知识，在工作上帮助更多的患者及其家属。

带刺玫瑰变形记

赵翠萍（外科）

玫瑰很美，它那独特的魅力吸引着人们。但是它带着刺，会让接近它的人遍体鳞伤，让人不敢亲近。

前不久，外科病房收治了一位像玫瑰一样美丽的阿姨。这位阿姨因双足烫伤后感染住院，刚入院的时候脾气特别不好，说话带刺，让人听着很不舒服。护士们除了完成常规治疗护理外，都不敢和她交流，生怕哪里说错了话会惹她发脾气。

有一天，我上小夜班，看见阿姨独自一个人在楼道里溜达，嘴里还不停地自言自语。

我想，阿姨平时都不出病房的，今天这是怎么了？嘴里还不停地念叨，是不是有心事啊？

于是，我带着疑惑，试探性地走到她身边说："阿姨，都这么晚了，您怎么还不睡啊？"

阿姨先是一愣，好半天后才反应过来。她眼睛瞪得特别大，没好气地说："怎么了！我在屋里待着闷得慌，出来溜达溜达透透气不行啊！"

我赶紧解释说："阿姨，您别误会，我就是看您都这么晚了还不睡觉，担心您。今天是我值班，您有什么需要都可以找我。"看阿姨一时没有说话，我接着说，"我怎么感觉您心情不太好呢？"

阿姨面无表情地说："我就这样！"

我先把护士身份撇开，像家人一样的语气说道："没事，您看您自己一个人，这会儿也睡不着，咱俩聊聊天吧。"

阿姨犹豫了一下说："嗯……那好吧，反正我自己也无聊。"

我将阿姨带到护士站，请她坐下。我心想，现在不正在学习叙事护理吗，不妨就试着用叙事护理的方法和她聊聊。

我说："阿姨，您最近的睡眠怎么样啊？"

阿姨露出无奈的表情说："睡得不好，不是睡不着，就是晚上总醒。"

我心想，阿姨这次没有排斥与我对话，而且语气也没像往常一样带有情绪，显得很平静，我可以试着多了解一下她现在的感受。于是我便慢声细语地问道："阿姨，这几天给您治疗的时候，我觉得您总是心事重重的样子，您有什么心事吗？"

阿姨不好意思地笑了一下，说："我知道你们都怕我，不敢和我说话。其实看到你们这样，我心里也挺难受的，但是我最近真的是看什么都不顺眼。"

我接着问："你愿意和我说说您的心事吗？"

阿姨着急地说："还不是因为我的脚呀。刚住院的时候，我以为过几天就能好，可是万万没想到我的脚到现在都没有好。而且我以前在家的时候，血糖一直都控制得挺好，现在血糖也不稳定了，医生让我要好好控制血糖。本来之前都定好下个月要出国的，现在这样哪也去不了了，真是烦啊！"

我说："那您现在的心情用一个词语来形容，您觉得是什么呢？"

阿姨没有迟疑，立刻脱口而出说："负担。"

我说："那您能给我讲讲那个负担给您带来了什么困扰吗？"

阿姨想都没想，立刻回答："困扰可多了。首先就是心情不好，所以总是和家人、和你们发脾气；其次就是血糖也高了，把我的计划全部打乱了。"

我说："阿姨，您的脚完全恢复是需要时间的。您觉得血糖不稳定是什么原因呢？对您的伤口有影响吗？"

阿姨说："小姑娘，我都知道，这些和我最近的情绪是有关系的。"

我接着又问："那您觉得您最近这个状态好吗？"

阿姨说："我知道不好，可我就是控制不住啊。"说着说着，阿姨眼角泛起了泪花。过一会儿，等她情绪平复后接着说："我知道是我的原因，小姑娘我跟你说，我以前对生活质量要求可高了，很热爱生活，大大小小的事情在我这里都不算什么，前几年查出来有糖尿病的时候，我都没有像现在这么沮丧，心想只不过是糖尿病而已，我以后饮食方面多加注意就好啦。通过我的努力，这几年我的血糖一直控制得特别好，医生都说我是一个非常有毅力的人，我不觉得我的病是个负担，我依然活得很精彩。可是现在的我，整天穿着这身病号服，邋里邋遢的，走路也一拐一拐的，还需要家人的照顾，你说我能不难受么，所以有时才对你们发脾气的。"

我拿出纸巾递给她，说道："阿姨，您别伤心。听您这么一说，感觉您对自己的要求其实还是很高的。您是一位热爱生活、有毅力，又特别坚强、勇敢的人，我特别能理解您现在的心情，真是挺难为您的。但是您想一直这样下去吗？"

阿姨立刻说道："我不想呀。"

我说："那您该怎么办呢？"

阿姨犹豫了一下，用坚定的眼神看着我说："我不想过这样的生活，现在的我不是真正的我，我要找回原来的自己，重拾自信，不能被疾病打倒。小姑娘，我也想明白了，我主要就是因为出不了国而心情不好的，我为什么要钻这个牛角尖呢？！虽然那边的事很重要，但再重要也没有自己的身体重要啊。你放心吧，我今后一定积极配合你们的治疗，调整好心情，控制好血糖，我要像我以前那样勇敢自信，只有这样，我的病才能好得更快。"

我立即竖起大拇指，用鼓励的语气说："阿姨您真棒！只要您天天开心，每天都会向您的目标更进一步。"

阿姨又说："小姑娘，今天谢谢你和我聊了这么多。如果没有今天的对话，我可能还钻牛角尖呢！"

之后每天查房，我们都会密切关注这位阿姨的睡眠问题，一有时间就陪她聊天，到了晚上还会帮她关灯拉窗帘。医生也给阿姨请了中医科医生会诊，开了中药调理睡眠，没几天阿姨的睡眠就好转了。

经过一段时间的相处，我觉得阿姨和之前相比有了明显变化，脾气越来越好，笑容也慢慢地多了起来，经常主动找我们聊天。家属有时还给我们上夜班的护士带早点，我发现她完全不像最初接触的那个样子，其实是一位特别好相处的人。

　　没过多久，阿姨出院了，她自己的心愿也完成了。出院后，阿姨专门给我们写了感谢信，赠送了锦旗。

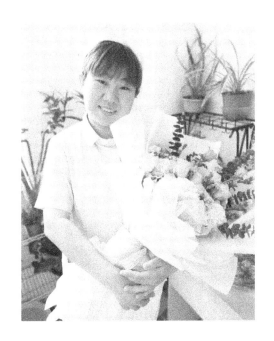

　　叙事护理教会了我应该通过倾听患者的故事，运用叙事护理的技巧去探索、去帮助患者战胜疾病。我们学习叙事护理的最终目的是要做一名优秀的护士，成为更好的自己。

话说开就好

赵新颖（敖汉旗中医蒙医医院内科）

我们心内科收治的患者大多都是病情复杂又特别危重的。作为一名从事临床护理工作 10 余年的护士，当给患有心衰伴发多种合并症的张大爷测血压时，看到 90/50 mmHg 的异常数值，我第一时间报告了主治医师。

遵医嘱立即调整张大爷的注射泵剂量，可就在我专心操作时，突然听到张大爷生气地大喊："你测一次血压就断定血压低给我调泵，这速度我输到半夜也输不完，你想急死我吗？赶紧给我调到 6 上！"

我被这突如其来的咆哮声惊呆了，等回过神来连忙解释说："大爷，您的血压偏低，这个药能降压，医生是根据您的情况才让我们调整的"。

"你测血压就只测一边胳膊吗？你为什么不测两边呢？你测一遍就能断定我血压低？有没有点责任心？有没有专业素质？"

"大爷，您是我们的老患者，每次都是给您测这一边的，这样才能准确判断您的血压状况呀……"我耐心地解释说。可张大爷的声音越来越大……后面的话已听不清了，满腹的委屈在我走出病房的一刹那，化成了泪水顺着脸颊流了下来。

这时张大爷的老伴紧跟着追了出来："小赵，对不起啊，别跟他生气啊！他不是针对你，对我也是无缘无故就发火。自从这次病了，他心理压力特别大，感觉自己的病怎么也治不好，还劳人伤财的……"大娘说着说着便泣不成声了。看着难过又内疚的大娘，我的责任心胜过了心里的委屈，连忙安慰说："大娘，您别着急，我不会生气的，有时间我再去跟大爷聊聊。"

忙完了手头工作，我又来到张大爷的床旁，说："大爷，现在感觉怎么样啊？咱们聊聊天好不好？"

"感觉挺好的，小赵，你快坐这儿。"张大爷指着床旁的凳子说。

"大爷，刚才您怎么了？能多和我说说吗？"

"哎！小赵，我上午那么对你，你别生气啊！我也是又难受又着急，得了这个病真是生不如死啊，还不如死了算了呢！"说着说着，大爷就哽咽了……

"大爷，您觉得您所说的'生不如死'对您有什么影响吗？"

"小赵，病长在谁身上谁知道啊！你不知道，我这天天浑身疼、憋气、动不了，还连累家人，花着钱，病还治不好。哎！本来我有两个儿子，原先寻思着老了也有依靠。大儿子自己开货站，虽不是大富大贵，可一家人也不愁吃不愁穿的。都是我这病啊，把一家人给拖累了！老儿子也很优秀，可惜啊，却因为2014年的马航事件走啦……"说到这儿，大爷已哽咽得说不出话了……

我听了张大爷的话，顿时红了眼圈，转过头去，悄悄擦去了眼泪，然后我拍着张大爷的手说："大爷，您真是不容易呀。老儿子的离开您和大娘肯定特别伤心，一定经历了很多的痛苦。不过现在大娘每天都在尽心尽力地陪着您，大儿子也经常来看您，老儿子要是知道这些，他也是会放心的。"

"是呀，我这住院的钱都是大儿子出的，他早出晚归地挣钱，养活我们这一大家子，累呀！就这还抽空来看我。儿媳妇也不嫌弃，经常做好吃的送过来，怕我吃不惯医院的饭菜。大孙子是我带大的，和我感情可好了。这不今年高三了，周末不上课就跑医院来看我，打水、喂饭。你大娘就更别说了，我有一点风吹草动的，她都特别在意。所以呀，这一辈子我也知足了。"

"是呀，您有这一大家子人爱着您，多幸福呀！大爷，我今天在网上看到一个抗癌小勇士海海的视频，咱们一起看看吧！"一边看我一边给大爷讲解说："小海海是个白血病患者，化疗期间乐观对待疾病。他最幸福的时刻就是吃妈妈做的饭。大爷，您看，他吃饺子吃得多香啊，还一边吃一边说，妈妈谢谢您，您包的饺子太香啦！妈妈我爱您！"

看完视频张大爷的心情平复了许多，他深有感触地说："哎，这么小的孩子都能表现得如此乐观、坚强，我也要不甘人后。我不振作的话，病就恢复得更慢，住院时间会更长，住院费用也会更多；最主要的是我老伴儿年纪也大了，天天在这儿照顾我，身体也吃不消；再说儿子儿媳还有我那上高三的大孙子总往医院跑，也会影响他们的工作和学习。为了家人我得改变，争取好好地活着！"

说到这儿，张大爷满怀歉意地握住我的手说："小赵，谢谢你！刚才我那么不讲理，你不但不计较，还费心思来劝我！”

“大爷，这是我们应该做的，话说开就好了！”

第二天早查房时，我看到张大爷精神十足地坐在床旁，早已做好了治疗前的各种准备。

“小赵，早上好呀！”

“大爷，早上好！”我开心地回复说。

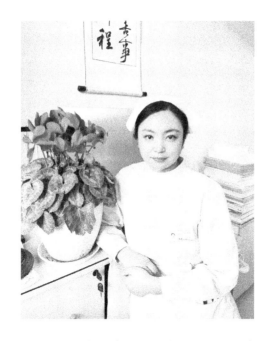

曾经的我天天忙于日常工作，与患者的交流从未如此深入，感谢叙事护理带给我这种不一样的感觉。我一定在叙事护理的海洋里慢慢浸泡，丰盈自己，带给患者更优质的护理。

解不开的心结

李红艳（外科）

　　叙事护理"叙的是事，用的是心"，是通过"叙事"的方法，倾听患者和家属的需求，给予患者及家属最需要的帮助。刚开始学习叙事护理的我还是很懵懂的，不知道怎么将"叙事"与"护理"相结合，直到有一次在患者身上应用到叙事护理，我才感觉到叙事护理的神奇之处。

　　周阿姨是一位因为左腿烫伤住院的患者。住院后，她每天闷闷不乐，唉声叹气，不愿意与人交流。我看到这种情况后，心想一定要找阿姨好好聊聊，看看能不能帮助她。

　　有一天我上小夜班，看到周阿姨一个人在遛弯，我就主动走过去说："阿姨，您吃饭了吗？"

　　周阿姨头也不抬地说："吃过了。"

　　我说："阿姨您这两天感觉怎么样啊？"

　　周阿姨没好气地说："感觉不好。"

　　我说："您觉得怎么不好呢？"

周阿姨说："我从住院到现在都四五天了，伤口还没恢复好，太慢了，急死我了。唉！"

我说："是吗？我听医生说您伤口恢复得挺好的呀。"

周阿姨愁眉不展地说："医生给我换药的时候说，伤口长得挺好的，在一点一点地恢复，我就是觉得它太慢了。本来想着住几天就能出院的，没想着这么严重。医生说还要有一段时间才能完全恢复，我就着急了，吃不下饭，也休息不好。"

我说："能和我说说您为什么着急出院吗？"

周阿姨说："我住院前每天给闺女带孩子，接送上学、洗衣服、做饭、收拾屋子。这一住院，家里没人帮着闺女带孩子了，所以心里着急啊。"

我说："周阿姨，您真棒！有您在，您闺女可真省心。"

阿姨自豪地说："是啊。"

我接着问："阿姨，能用一个词来形容一下您现在的状态吗？"

周阿姨思考了一会儿说："累赘。"

我说："您觉得那个累赘给您带来了什么痛苦呢？"

周阿姨说："住院就不能帮闺女带孩子了。闺女白天要上班，晚上还要带孩子，还要来医院照顾我，为我操心。我真担心把她累坏了。"

我说："那您觉得那个累赘给您带来了什么好处吗？"

周阿姨思考了半天说："如果非要说好处的话，就是我能好好地休息休息了，不用那么累了。说实话，在家干那么多活儿还真是挺累的。而且闺女每天下了班，还能抽时间过来陪我聊聊天。以前她下了班，就在家陪孩子，我们娘俩儿都好久没这么聊过天了。"阿姨说

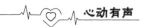

着，脸上慢慢露出了笑容。

我说："阿姨，您想想咱们有什么办法可以摆脱那个累赘呢？"

周阿姨想了想，说："小李你这么一说，我好像就明白了。我不如趁着现在住院好好放松放松，就当给自己放个假，还能让闺女多陪陪我。其实我也就是瞎操心，家里还有我老伴儿呢，我就是觉得老伴儿一个男同志，干不好这些活。其实之前也有过几天我不在家的时候，也是老伴儿带孩子，小孙子还夸姥爷做饭好吃呢。有我老伴儿帮闺女接送孩子，我应该放心才是啊。我呀，现在就得放下家里的事儿，踏踏实实地住院治疗，不给家里添麻烦。调整好心态，心情好了，吃饭也就香了，伤口恢复得也能快点。"

我说："周阿姨，您这就对啦！"

周阿姨脸上露出了笑容，说："谢谢你啊，小李，这么耐心地开导我，今晚我能睡个好觉了。"

等我过两天回来上班的时候，周阿姨看见我，特别开心地主动找我聊天。周阿姨说："小李呀，我这两天伤口恢复得挺快的，大夫还夸我来着。我老伴儿这两天接送孩子，还给孩子做饭，解决了家里的大问题，我心里也就踏实了。之前还老担心家里，现在发现是我多虑了，老伴儿在家把小孙子带的可好了，多亏了你前两天开导我。"

我说："这就对了，周阿姨，您以后有什么问题就和我说，咱们一起想办法。"

几天后，周阿姨要出院了，她特意过来和我告别，感谢我对她的帮助。我把周阿姨送到门口，看着她的笑脸，我好像明白了，患者到底想要的是什么。

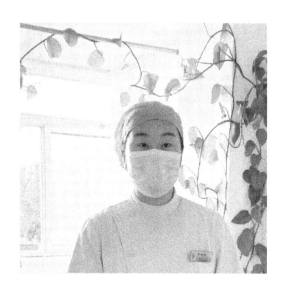

　　以前的我是这么认为的：对工作热情，技术好，保证患者安全，就是一名好护士。但是学习了叙事护理之后，我更加认识到：在工作中不仅要关注患者的身体健康，更要与他们的心理、精神打交道。现在的我会主动了解患者背后的故事，探索她为什么会有这样的表现，然后想办法帮助患者解决问题。今后的我会更加努力学习叙事护理，用所学的知识去帮助身边的每一个人。

闷闷不乐的杨老师

张敏（内科病房）

自己在内科病房工作许多年，每天在病房接触不同的患者，也发生着各种各样的故事。以前懵懂的我不明白陪伴的含义，但开始学习叙事护理和接触刚起步的安宁疗护后，我渐渐懂了。我想我还能为患者做得更多、更好。下面我所讲述的就是一个陪伴的故事。

故事的主人公杨教授是一位90岁的男性患者，因骶尾部压疮感染住院，我们习惯称他为杨老师。杨老师入院一年多以来，由于骶尾部疼痛导致他的双下肢乏力，日常生活大部分都靠老伴儿来照顾，每天早晨当我走进病房时，看到坐着轮椅上的杨老师，都会和他打招呼。下午他坐着轮椅玩排球时，有时我也会陪着玩一会儿，和他聊聊天。

有一天中午我休息的时候，杨老师的老伴儿着急地找到我，说："小张，不好意思啊，打扰你中午休息了，杨老师最近情绪特别的不好，今天更严重了，他不理我，也不睁眼看我，他平时最喜欢你了，你能过去看看他吗？"

我说："阿姨，您先别着急，我和您一起去看看杨老师。"

我陪着阿姨来到病房，看到杨老师躺在床上，闷闷不乐的样子，我说："杨老师，您中午吃饭了吗？"

杨老师把头扭向另一边闭上眼睛，没有理我，我坐在杨老师床旁，拉着他的手说道："杨老师，您怎么啦？您是有什么不开心的事吗？"杨老师仍然不理我，我心想看来杨老师真的是有心事啊，怎么才能让他愿意和我说话呢？我突然想到杨老师爱唱歌，我就和他聊唱歌的事。我靠近他的耳边小声地说："杨老师，您知道为什么每次您在病房里唱歌的时候，只要有时间我都会过来听您唱歌吗？因为每次听到您优美的歌声，就让我想起了我小时候，那时候我和爷爷奶奶一起生活，不开心的时候，爷爷就给我唱歌，一听到歌声我就高兴起来。还记得我最喜欢听的歌就是《小燕子》。"

杨老师眯着眼睛，表情微微有些变化，开口说道："你也喜欢唱歌？"

我不好意思地说："喜欢，但是唱得不好，我五音不全。"

这时杨老师睁开眼睛看着我，慢慢地说："没关系的，只要喜欢，多练练就可以了。"

我紧跟着说："那我唱两句，您给我指导指导。"我慢慢地唱起了《小燕子》，杨老师开始时听着我唱，最后跟着我一起唱起来了，病房里响起了我们的歌声。

虽然杨老师唱歌的声音不大，但是可以清晰地听到每个字。看着杨老师开口了，杨老师老伴儿的脸上露出了笑容。在我的提议下，他们在一起合唱了一首英文歌曲《我心永恒》，优美的歌声飘洒在病房的每个角落。

等他们唱完了歌，阿姨出去打水的时候，我问杨老师："杨老师您今天怎么了？能跟我说说吗？"

杨老师看着我说："我想回家，不想在医院住了，住院这么长时间了，老伴儿每天这样照顾我，真怕哪天也把她给累倒了。现在我的情况，哪也去不了了，影响了我们的正常生活。其实我每天骶尾部疼痛难忍，坐轮椅的时候更严重，但是我不想老伴儿担心。"

的确是这样，住院这么长时间，阿姨每天为了让杨老师吃到可口的饭菜，都是回家亲自做饭，做各种各样吃的给杨老师，每天就这样坐着公交车在家和医院之间来来回回地奔波。

杨老师说："我这辈子能认识我老伴儿是一件非常幸福的事情，是她陪伴了我的后半生。你阿姨比我小10多岁，以前我身体好的时候都是我在照顾她，家里生活起居她都不用操心，她在家哪做过饭啊，家里大大小小的事情都是我来做。现在我病了，家里家外的事情都要靠她了，还要照顾我，我现在成了她的累赘。"

我看着杨老师，说道："我理解您的心情，您觉得那个累赘给您带来了什么坏处吗？"

"当然都是坏处了，影响了我的正常生活，让老伴儿特别的辛苦，自从我生病以来，我看出老伴儿活泼开朗的性格变化很大，面容也憔悴了，我知道是因为我的病让她担忧了。在我面前，她把疲惫隐藏起来，她的身体不舒服了或遇到各种事情也放在心里不和我说。我想着让老伴儿在家休息休息，让护工照顾我，老伴儿不放心每天还是从家到医院来给我送饭。"杨老师唉声叹气地说着。

我安静地听杨老师讲完，说道："您是担心阿姨的身体啦，那您想想那个累赘来了之后，有没有一些好的方面呢？"

杨老师沉默了一会，说："小张，你这么一问，我觉得事物都是两面的，在我生病之前，都是我照顾你阿姨，关心她，哄着她。但是在我生病之后，她现在不和我发脾气了，还特别关心我，我情绪不好时还经常哄我开心。她现在的厨艺也越来越好了。"

我说："好羡慕您和阿姨这样的夫妻呀！您事业上这么成功，生活上又把阿姨照顾得这么好，您是怎么做到的呀？"

杨老师说："我在家里是老大，小时候一直帮着父母照顾家里的弟弟妹妹。后来又出国留学，在国外时我勤奋学习，每天都是只睡三四小时，我早出晚归，在学校都是学习到深夜，我的同学都说我是书虫。因为当时家里不富裕，我在学习的同时，还要外出打工，把工作、生活安排得井然有序，最终以优异的成绩学成回国。也许那时候练就了我的生活能力。"

我说："您在那么艰苦的条件下，能把学习和生活安排得那么好，您真是一个坚强、自立、有担当的人啊！"

杨老师不好意思地说："小张，你这么一说还真是这样，我以前都没有这么想过。"

我说："杨老师，以后您恢复了健康，依然可以像从前一样照顾阿姨的。您认为今天的自己该怎么做呢？"

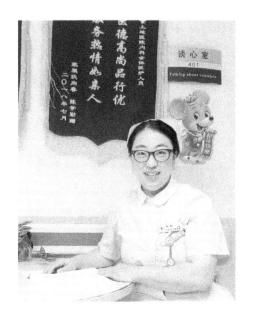

　　杨老师抬起头看着我说："我肯定会积极配合治疗，听医生、护士的话，多吃有营养的东西，保持心情愉快，打起精神，坚持锻炼，争取早日康复……"说着说着杨老师突然心领意会地笑了。

赶跑"害怕"

谭欣（口腔科）

在口腔科工作十多年，经常遇见捂着半边脸前来就诊的患者，开始我不理解他们为什么没早点来，非得等到脸都肿了才来？后来才了解到现实中很多患者对看牙都是有抵触心理的，原因无非有两种：一是对治疗过程和预后不了解；二是对治疗疼痛的恐惧。在这些患者当中，相当大的一部分是儿童，经常会看到小朋友来口腔科时，仅仅是在分诊台登记，情绪反应就出来了，还没进诊室就号啕大哭。孩子的成长受多种因素影响，原本不知道什么是恐惧，但家长的情绪反应以及过往负性的就医体验，会潜移默化地形成孩子的恐惧心理。

曾遇到一个6岁的小女孩，有一颗乳牙需要树脂充填，如果整个治疗过程顺利的话不过半小时。但还没走到治疗室，孩子就已经哭了起来。无论孩子爸爸怎么劝说，仍大哭不止。这时孩子爸爸有些急了，拖着孩子就往前拽，嘴里还责备道："好不容易请假带你来看牙，今天怎么也得给看了！怎么就这么胆小，这有什么可怕的！"听了这些话，孩子用惊恐的眼神看着爸爸，哭得更伤心了。

看到这一幕，我赶紧走上前去对孩子爸爸说："您别着急，孩子这样哭闹也无法进行治疗，咱们先等孩子情绪平稳点吧。"孩子爸爸摇了摇头，无奈地站在一旁。我蹲下来对孩子说："宝贝，哭得这么伤心，是为什么呀？"她把头扭过去不理我，依旧不停地抽泣着。

这时我发现小女孩的发夹很好看，于是就说："宝贝，你的发夹快掉下来了，阿姨帮你再戴一下吧。这么漂亮的小发夹是谁给你买的呀？"

小女孩停止了哭泣，低声说："是妈妈给我买的。"

我说："你肯定特别喜欢吧！"

小女孩笑着说："当然了，这是妈妈给我的奖励，我特别喜欢。去哪儿都会戴着。"

我摸着她的头说："是奖励的礼物啊！那你肯定特别棒！"

小女孩脸上洋溢着笑容，骄傲地说："我考试考了双百，老师夸我是一名好学生，让班里的同学向我学习。妈妈就奖励了我这个漂亮的发夹。"

我说："宝贝真是太棒了！你是同学们的榜样啊！"小女孩不好意思地点点头。

我问："妈妈怎么没来陪你呀？"

小女孩委屈地说："妈妈单位里有重要的事情，走不开。"

我说："是这样呀，你能告诉阿姨，今天看牙为什么哭得这么伤心吗？是因为妈妈没来吗？"

小女孩低声说："因为我害怕看牙！"

我说："为什么害怕，能跟阿姨说说吗？"

小女孩有些恐惧地说："上次看牙，医生叔叔拿着很弯的针扎我的牙！我害怕，我最害怕打针了！"

我见状接着说："是这样啊！那今天阿姨帮你把'害怕'赶跑好不好？"

小女孩一脸疑惑地问："阿姨，怎么赶跑啊？"

我说："今天阿姨让医生叔叔什么也不拿，先看看牙里有没有小虫子，这样你是不是就不害怕了呀？"

小女孩说："是的，不打针我就不害怕了。"

我说："嗯，那我们就不打针。如果牙里有小虫子再让医生叔叔把它们揪出来，好不好？"

小女孩点了点头说："好呀！好呀！"

我慢慢地扶着小女孩躺靠在诊椅上，开始准备物品。小女孩时不时地看向焦躁的爸爸。

我问小女孩："宝贝，需要爸爸陪着你吗？"

小女孩低着头不说话，这时小女孩爸爸不耐烦地催促道："你到底看不看？赶紧张嘴不许动啊！"小女孩仿佛惊弓之鸟一般又开始哭起来。我马上又蹲在她身旁问："宝贝，怎么又哭了呢？"小女孩抽泣着看了眼爸爸说："我不想让爸爸陪我。"

听到小女孩的话，我不解地想，一般孩子都是希望爸爸妈妈陪着的，怎么这孩子反而怕呢，我好奇地问："为什么不想让爸爸陪？"

小女孩说："看牙的时候他会很使劲儿地按着我，有时还骂我。"我这才意识到小女孩有不良的就医体验，家长俨然成了"帮凶"，在她幼小的心灵里留下了阴影。

我说："那让爸爸在外面等着，阿姨陪着你好吗？"

小女孩说："好。"

同她爸爸沟通后，我陪着小女孩就诊，鼓励她："宝贝，阿姨相信你是最勇敢的。"

小女孩此时好像也有了勇气，微笑着说："阿姨，我不怕，我是最棒的，老师都让我班的同学向我学习呢！"

我说："一会儿医生叔叔看见牙里有小虫子，让他把虫子都赶跑好不好？"

小女孩欣然接受："好！"

我又对小女孩说："要想赶跑小虫子，医生叔叔会用一件小武器，这个武器会发出一种声音，小虫子只有听到这种声音才会吓跑。"

小女孩有点犹豫地说："阿姨，我会很疼吗？"

我安慰说："阿姨让叔叔轻轻地，不会让你疼，只是为了吓跑小虫子。"

小女孩还是有点胆怯地说："那好吧！阿姨，要多长时间啊？"

"这个过程不会太长，四五分钟就好了。这样吧，你拉着阿姨的手，阿姨数1、2、3，数到3咱们就不磨了，休息会儿好吗？"

小女孩脸上露出了一点笑容，说："好！"

就这样我一边拉着小女孩的手，一边帮助医生吸口水，减少小女孩口腔里的不适感，1、2、3，1、2、3，1、2、3……在一次次数数中治疗顺利地进行着，很快就结束了。

我看着配合得很好的小女孩夸奖道："宝贝，你今天真的很勇敢啊，所有的小虫子都被吓跑了！"

　　小女孩高兴地说："阿姨，以后看牙我再也不会害怕了！"她又对着爸爸自豪地说："我要和同学们说我有多勇敢，做牙齿治疗的时候都没哭！护士阿姨都夸我了呢！"

　　小女孩的爸爸一脸欣慰对我说："这么多次看牙，这是她治疗最顺利的一次，太感谢您了！"

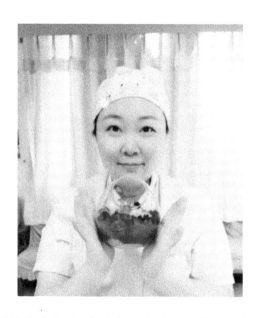

　　心里暖暖的我感受到了叙事护理的力量！像这样来我们科就诊的患儿很多，以往经常会因配合困难而难以进行正常治疗。口腔科护理工作注重的是医护配合。自从学了叙事护理，我觉得从患者角度出发，倾听他们的心声，体会他们的需求，倾情陪伴，也是我们科室护理工作的一项重要内容。

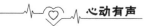

焦躁的爷爷

周秀莲（新生儿科）

运用叙事护理的方法让一位焦躁的爷爷态度发生转变，顺利完成治疗的事，让我久久不能忘怀。

2019年11月21日的中午，新生儿科收治了一名胎龄35^{+2}周（35周2天）的早产儿，助产士把宝宝抱到新生儿科，正和接诊医生交接患儿情况，这时听到外面一个声音，"得花多少钱啊！不住院不行啊！""好几十万都给整没了，哪儿还有钱看病。""本来该他爸爸管的事儿，现在都成我的事儿了。"听到这里，我赶紧放下手里的工作，走到窗口。

我："大爷，您是宝宝什么人呐？"

大爷："我是他爷爷。"

我："宝宝爸爸在哪儿呢？他在医院吗？"

大爷不耐烦地说："他自己搞融资把很多钱都整光了，多少人追着他讨债，不知道跑哪儿躲债去了。老婆生孩子也没有回来。"

我："是这样啊，那宝宝的病情是和您说吧？"

大爷："可不是呗，该我儿子管的事儿都成我的事儿了。我儿子还不知道在哪儿躲债呢，快过年了，宝宝已经出生，他还没有回来。"

我："那可真让人着急！不过现在宝宝出生了，这对您来说是不是一件喜事儿啊？"

大爷："有宝宝当然是好事儿啊！可是宝宝早产又要花钱，咱这不是钱紧张嘛！我可没有那么多钱给他住院！"

我："噢，我知道了，您是担心住院费太多承担不起，对吗？"

大爷："是呀！去年我们村就有一个早产的孩子在大医院住院，花了十几万呢。"

我："噢，那您知道那孩子是多少周早产的？出生体重几斤吗？"

大爷："那我可不清楚，只知道他们住院住了好久，花了十几万！"

我："您家的宝宝是个35周2天的早产儿，医学上讲，怀孕满37周就算足月儿，您家宝宝差几天就足月。一般宝宝出生体重达到2500克就是正常的，您家的宝宝体重2280克，差得并不是很多。如果顺利的话，大概住院一周就可以，您花不了那么多钱。"

大爷："那宝宝不住院不行吗？"

我："您可别看他就差那么几天，可他毕竟是个早产儿。宝宝在妈妈肚子里长一周和出来他自己长可不一样，他的各个器官发育都还不完善，呼吸呀、吃奶呀、排便呀、黄疸呀，等等，这几天，可能要靠我们医护人员才能照顾好宝宝。"

大爷："听说早产儿可不好养活，我们村那个孩子身体就不好，长得跟只猫似的，吃饭也不好，天一冷就感冒。咱别花了钱孩子还不好，还不如再生个好孩子呢！"

我："您家的宝宝算是比较大的早产儿，还差几天就足月，咱们让宝宝在保温箱里住几天，让他适应一下环境，等呼吸平稳，能自己吃奶，血糖稳定，您带宝宝回家后也方便照顾。"

大爷："那住院一周要花多少钱？"

我："现在我们观察宝宝呼吸还算平稳，应该不用上呼吸机，住院费用大概一天一千多就够了。您觉得还有困难吗？"

大爷："那也还行啊，我还以为住保温箱得要花很多钱呢！我身体还行！还能赚钱！能管得起我家宝宝住院费用！"

我竖起来大拇指："您真是好样儿的！是个负责任的好爷爷，宝宝长大了肯定孝敬您！"

大爷乐呵呵地说："借您吉言！那我们就住几天，等孩子能吃奶，情况稳定后再和宝宝妈妈一起出院，那你们可一定要好好照顾宝宝呀！"

我："您放心，我们是专业的，我们一定会护理好宝宝的。"

大爷安心地回去了。5天后，宝宝呼吸平稳，吃奶能力逐渐增长，血糖稳定，顺利出院。

这是我运用叙事护理的方法，使家属态度转变比较成功的案例。我在科里和同事们分享这个案例的时候说："要是以前，咱们肯定会说家属这样那样的，现在咱们正在学习叙事护理，就会问问现象背后的故事，了解事情发生的原因，就能理解家属的所思所想，再和家属多聊一聊，让他更清楚什么是他真正的目的，说着说着他自己就把事情理清楚了，不纠结了，就会配合我们的治疗和护理。"

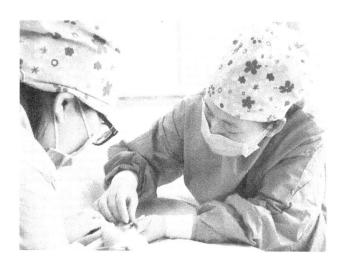

　　运用叙事护理的方法了解患儿家属背后的故事，通过专业的讲解消除家属内心的顾虑，引导他们做更好的选择，这样患儿得到了更贴心的服务，我们也维持了更和谐的医患关系。这就是叙事护理的魅力！也是我们学习叙事护理的动力！

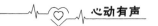

不抛弃、不放弃的产房精神

侯琳（产房）

最近一直在学习叙事护理，听着同事同行们的事迹，也让我有所感触。

作为一名助产士，我有太多的话想说，却不知从何说起。在这里跟大家分享一个运用叙事护理安抚产妇、帮产妇顺利生产的实例。

那是一个对于我们来说很平常的夜班，夜里两点多，我们依旧奋斗在各自的岗位上，经历着一场"闹剧"，也算是一场友善的"战争"，一个无法忍受疼痛、失去理智的产妇，拔液、跳床、摔胎心监护，为了不让她受到伤害，我和同事们扶着她，结果一个被抓伤，一个被踢到肚子。为了帮助她顺利生产，我决定在她宫缩间歇期的时候和她聊聊。

我："宝贝，这会儿您还疼吗？"

产妇："疼，一直疼。"

我："这会儿觉得好点了吗？"

产妇："这会儿比刚才稍微好点。"

我："如果给疼痛做个评分，0～10分，您觉得现在的疼痛评几分啊？"

产妇："肯定是10分啊。"

我："嗯，看来这个疼痛对您已经是极限了啊。您平时给宝宝做胎教吗？"

产妇："当然了，我从有胎动开始就一直给宝宝讲故事、听音乐。"

我："那您觉得宝宝认为您是个怎样的妈妈呢？"

产妇："我家宝宝肯定最喜欢我了，只要我说话、唱歌，我家宝宝动得就会特别厉害。"

我："嗯，这么看宝宝真的是很爱您啊。也会认为您是这世界上最棒的妈妈，那现在咱是不是就更应该好好配合呢，这样会让咱宝宝觉得自己的妈妈真的很坚强，是个超人妈妈呀！以后宝宝也会以妈妈为榜样，不会轻言放弃。"

产妇沉思了片刻……

产妇："那我为了我的宝宝，好好听你们的话，也请你们帮帮我。"

我："放心吧，我们肯定会帮您的，咱们好好配合啊。"

这名产妇就像换了一个人，似乎全身都充满了力量，也愿意配合我们，特别听话，最终顺利生产。生完后产妇激动地流下了眼泪，对我们说："谢谢你们，谢谢！没有你们我今天肯定是生不出来了，谢谢你们给了我信念，我一定要给你们送锦旗。"

我："这是我们应该做的。恭喜您晋级成为妈妈，现在您觉得自己是个坚强的妈妈吗？"

产妇："是啊，我觉得自己特别伟大，我都有点佩服自己了。"

我："很有成就感吧，我们也为您高兴。"

一个多月后，这名产妇和家属带着满满的感恩送来了锦旗。

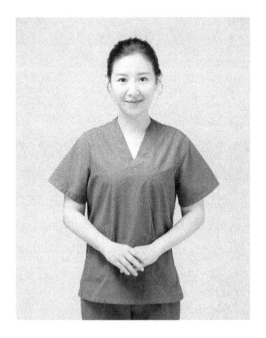

这个故事其实挺简单的，但是如果没有学过叙事护理，我就不会这样去引导产妇，也不会产生这样的效果。正如李春老师说的：叙事护理的技巧是重要的，但是更重要的是带着这种叙事护理的精神，去陪伴患者，他们自然而然地会产生出、建构出他们期待的人生故事。

特别的爱给特别的你

李颖宾（产房）

2020 年，鼠年，疫情未散，感染者众多，这场战役伴随着春运的号角同时打响。如此严峻的形势，我们既要以专业、扎实的技术面对患者，也要学会运用叙事护理对他们进行心理疏导。李春老师一堂堂生动且深刻的叙事护理课程，让我在协调医患关系时找到了新的切入点。

疫情期间，产房里来了一位临产的准妈妈，宫缩规律，宫口开两厘米。她的一些举动令我有些诧异，这是一个头胎妈妈，在已经进入产程的情况下，没有以往产妇对生孩子的恐惧，也不关心自己的产程进展情况，而是望着我怯怯地问道："护士您好，我能问您一个问题吗？"

我走到她的床边："您说吧，我有什么能帮您的吗？"

她用焦急的目光看着我说："我刚才体温是 36.8℃，可是我在楼下测量的是 36.4 ℃，这正常吗？"

我肯定地回答道："嗯，你这两个体温都在正常范围内，运动、进食进水、情绪激动或紧张都会影响体温的。"

她点点头回答："哦……是这样啊！可能是我太紧张了。之前每次来产检都没有觉得有多可怕，现在住院了，反而让我觉得不安全，特别害怕，万一感染了可怎么办呀！"

我伸手将她眼前的头发别到耳后说："请放松，您的心情我特别能理解……"望着她因为宫缩疼痛而皱起的眉头，我继续说道，"来！宫缩的时候跟着我深呼吸，吸气……呼气……很好！"反复几次深呼吸后，宫缩间隙我把水递到她的嘴边说，"来，喝口水。现在不疼了，您能和我说说为什么会觉得住院不安全吗？"

她喝了一口水，脱口而出："因为医院人多呀！而且一住就是好多天。以前产检来一趟只要几小时，最多一天的时间就可以回家了。"

我点点头说："哦，这样呀，那每次产检都是谁陪同您呢？"

"多数情况下都是我爱人，有时候也会约上我的闺蜜，因为我俩月份差不多。"她停顿一下，仿佛陷入了回忆，然后继续说道，"我和您说，疫情刚刚开始的时候，她都不敢来医院检查，还是我说服她的呢！"

望着她洋溢着自豪的脸庞，我说："和我说说您是怎么说服她的呀？"

她看着我笑了笑，开始娓娓道来："其实开始说不害怕是假的，可出门产检是为了我和宝宝的健康，有一句俗语是怎么说的来着，对！'为母则刚'。为了生孩子，我专门上网学习过如何防护，更何况每天新闻、微博都在说这个病毒，防护知识我基本上都掌握了。所以，我在告诉她产检重要性的同时，更多是告诉她怎么保护自己。像我们来医院产检，完全可以通过洗手、戴口罩、戴手套，和人保持1米以上的距离等科学的方法来进行防护。"

我上前轻抚她的手称赞道："嗯，您说得特别对！做得也特别好！"

她受到了鼓励，开心地说道："我们在家每天也测量体温，体温正常就放心啦。"

我说："您做得对，那您觉得这个疫情有什么好处吗？"

她看着我："嗯……我觉得国家的力量是无比强大的，每天电视呀、微博呀，还有抖音说的都是如何预防病毒的相关知识，今天我来医院看所有人都戴着口罩，而且排队都自觉地间隔1米呢……"宫缩的疼痛打断了她没有说完的话。

"对！就这样，吸气……呼气……很好！很好！"我一边帮她擦拭额头的汗一边说。

宫缩间隙不疼了，她接着说："咱们医院做得特别好，从进入医院大门到进入病房共测了4次体温，进门的保安师傅还有其他工作人员都时刻提醒我们必须全程戴口罩。预检分诊还填写了疫情防护知识的问卷。办理住院手续时，护士除了给我们做手部消毒，还特意强调陪护固定一人，让我觉得医院做得特别细致，很有安全感！"

我微微一笑说："对呀！针对这次疫情，医院制定了相应的防控制度。除了您所说的那些以外，患者和陪护还必须进行核酸检查，对于有发热或其他特殊情况的人员，我们都视为隔离患者。全国上下对于这次疫情都十分重视，我们也一直在不断学习防控和护理知识。测体温、发调查问卷的工作人员，都是这次疫情开始以后，医院专门从各个科室抽调的护士，他们都是经过相应的培训后上岗的，为的就是全力以赴做好疫情防控工作。怎么样？感觉踏实点没有？"

她语气坚定地回答："嗯！其实我真的不应该盲目地焦虑。我应该相信科学，相信医院，相信国家，而不是给自己徒增烦恼！"

我顺势拍了拍她的肩膀，给予她支持说："对呀，您放心！等生产的时候，除了我上台给您接生，还会有一名我的同事帮助您。产科大夫也会陪在您的身边，我们也会请儿科大夫看台的！那您觉得现在最应该做什么呢？"

"哦，这么多专业人士呀！太好啦、太好啦！我现在需要做的就是全身心投入配合，顺利生下宝宝！"

我微笑地问道："现在还担心么？"她紧紧地握着我的手回答："不，早就不担心啦！其实，通过学习我早就可以科学、安全地进行防护了。况且我这马上当妈妈的人了，不得给孩子树立一个遇事冷静的好榜样么！护士，我这会疼得更厉害了，您快帮我查查，看看我是不是快生了？"

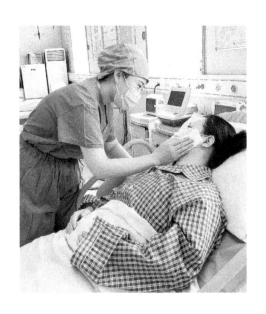

3 小时后，她的宝宝平安降生了。她握着孩子粉嫩的小拳头，喜极而泣："太感谢您了，要是没有您，我还在担心、害怕呢！"

在陪伴这位产妇生产的过程中，我深切体会到了"叙事护理强调的不是技术，而是态度，只有生命才能进入生命，只有灵魂才能与灵魂交流"的真正含义。叙事护理不仅仅帮助了患者，也帮助了我们自己。它犹如一粒种子，深深地在我心里扎下了根，发芽，开花，结出累累果实。

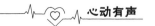

透析室里的温馨事儿

于苗苗（血液透析室）

赵叔今年 64 岁了，肾衰多年的他从 2021 年 8 月开始到我院血液透析室进行治疗。刚来的时候，患者下半身动不了，坐不了轮椅，躺在平车上看不出半点精神，每次我们医护人员都会将病床推到候诊室，和家属一起将患者搬到床上。

赵叔刚来的时候脾气特别大，不配合治疗。看到这种状态，我给予了更多的关注，经常到床旁和赵叔聊聊家常，说一些关心的话，赵叔下半身动不了，空闲时我也帮助他按摩腿部，帮忙翻身更换体位。

随着一次次透析，一次次接触，慢慢地，赵叔状态好多了，现在都可以坐轮椅来医院透析了。

这一天，我与往常一样，正在有条不紊地给患者进行上机治疗。赵叔的透析机报警。我连忙跑过去查看原因。看到他正在用力地抓手臂，致使管路打折。排解故障，安顿好赵叔后，我看他的手臂，已经被抓红，有的地方都破了。

我说："赵叔，我看您老是挠皮肤，怎么了？"

赵叔叹了口气说："哎，最近身上哪哪都痒，也不知道是怎么了。"

我："您皮肤痒有多长时间了，上一次透析没有听您说，也没见您抓呀。"

赵叔："就从这周一，之前有点不舒服，我老伴儿在家就给我用热毛巾敷一敷，擦擦身子，也就好了。没想到今天突然就严重了，痒得我死的心都有了。"

我："赵叔，您先别着急，我看看您病历，我怀疑您的这个痒呀，一定是您血液里的磷在搞怪。让我来确认一下。"

我翻看他的化验单，血磷 1.96 mmol/L。

我说："赵叔，我看了您的化验单，您血磷有点高，血磷高也会引起皮肤瘙痒，医生给您开的降磷药您按时吃了吗？"

赵叔说："老是忘，有时一天只吃一次。"

我说："您平时把药放在什么地方？都是什么时间吃降磷药的呀？"

赵叔说："之前我老伴儿在每次吃饭的时候，会把药放在饭桌上，一吃饭就能看到。唉！最近老伴儿血压高，身体不舒服，没帮我拿药，我有时候也就忘记吃药了。我以后和老伴儿学习，在吃饭的时候也把药放在饭桌上，这样应该就不会忘记吃药了。也不能太依赖我老伴儿。"

我给赵叔竖起大拇指，说："您真棒，现在都能自己照顾自己了，最近阿姨生病了，您平时吃饭都是谁做啊。"

赵叔说："儿子和儿媳妇上班都忙，最近吃外卖多一些。"

我说："外卖中放的调味品多，含磷高，油比较多，也不卫生，经常吃外卖也会引起高磷血症。"

赵叔说："哦，没听你说之前，真不知道经常吃外卖会引起血磷高。那我让我儿子早上上班之前多做一点饭，这样中午就不吃外卖了。"

我说："赵叔，平时在家您是怎么护理皮肤的啊？"

赵叔说："我让你阿姨用热毛巾给我擦身，再用热毛巾敷一会儿。"

我说："这样弄完了，感觉怎么样啊？"

赵叔说："就管用那一会儿。不敷就又痒了，身上都被我挠破了，唉！"说完长长叹了一口气。

我说："您用热毛巾敷皮肤，只是把瘙痒的感觉转变为一种疼痛的感觉，或者灼热的感觉，暂时缓解了瘙痒。但是热刺激对皮肤是有很大损伤的，有可能会加重皮肤瘙痒的症状。在临床中我们建议用温水擦身体，少用一些浴液，擦完再涂一些润肤乳，穿纯棉的贴身衣物。"

赵叔说："之前我还怕擦得不干净，每次用了好多浴液。"

我说："每次过量使用浴液很容易把皮肤最表面的皮脂膜给洗掉，浴液中含有不少的化学成分，容易让皮肤干燥，让皮肤引起瘙痒，您可以隔几天用一次浴液，每次用一元硬币大小就可以了。"

赵叔："我回家按照你教我的方法试试。"

我说："您按时吃降磷药，少吃外卖，用我教您的方法护理皮肤，相信下次查血您血磷就不会高了，皮肤也就不会痒了。"

赵叔说："谢谢你能和我说这么多，让我知道问题出在哪、怎么解决，真是太贴心了。"赵叔脸上露出了久违的笑容。

透析结束的时候，外面突然下起了大雨，为了避免赵叔被雨淋湿，我和同事撑着雨伞，将他送到车上，看到我们淋湿的身体，他推着我们说："小于，你们赶紧回去吧，别为了我你们再淋感冒了。"

赵叔的老伴儿特意为我们送来了"医术精湛，护理精心"的锦旗，这一面锦旗就是家属给我们最大的鼓励和肯定。阿姨激动地说"老赵恢复得这么好，是你们精心照护的结果，这里就像在家一样。"

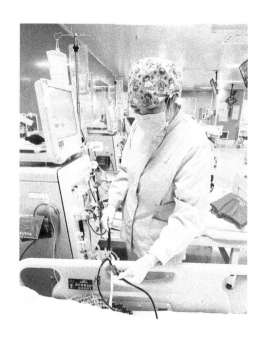

我们陪伴备受病痛折磨的赵叔，耐心地倾听他的心事，陪伴他走过痛苦，开启护患沟通的桥梁，我们增进了彼此无限的信任。

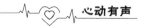

"疫"同成长

胡御函（联想社区卫生服务站）

"有时，去治愈；常常，去帮助；总是，去安慰。"作为一名护士，这句话一直牢记在我的心里。在面对患者的不同需求时，希望能给予他们我力所能及的帮助和安慰。

2021 年年初，抗击疫情依旧是我们工作的重点，我院负责海淀区隔离酒店客人的核酸采集工作。医院每天都会派出多名护士外出到隔离酒店采集核酸。对隔离酒店的客人采集核酸时，时常会遇到客人的不理解。面对不理解，面对他们的愤怒，怎么办呢？为了能更好地完成核酸采集任务，即使在穿着防护服、戴着护目镜的情况下，我们仍然坚持耐心地陪伴他们、帮助他们解除顾虑，完成核酸采样。

记得有一次在隔离酒店采集核酸时，还剩最后一个房间，马上就要完成任务了，胜利在望的我特别开心。因为采集结束我就能脱掉湿透的防护服，呼吸呼吸新鲜空气了。还有，那天我和老公约好一起去看姥姥。想着这些，我来到最后一个房间的门口，轻轻地叩击房门。

"张笑笑（化名），您好，我是今天给您采集核酸的护士，请您打

112

开房门好吗？"

"好的，稍等啊。"

房门打开，一身红色运动衫，面带笑容的她出现在我模糊的视野里。看到这个小姐姐，我满意地点点头，看来今天一切顺利啊。

"护士姐姐，我今天需要做什么呀？"

"笑笑啊，今天需要做鼻拭子、肛拭子，还需要进您房间采集环境的标本，您看可以吗？"

听我这么说，她的笑容突然凝固了："进我房间可以，检测鼻拭子我也可以配合，但是做肛拭子我拒绝。"

我轻声地解释道："现在国内要求解除隔离前必须要采集这三项核酸，结果都是阴性才能回家呢。您如果不做怎么回家啊？"

笑笑大声说："不，我拒绝，上周不是查过了吗？这次还查？"

我说："您上周都做过了，这次为什么不想做呢？"

笑笑："上周是留便检查的。这几天我便秘，特别难受，没有留便，直接做肛拭子多尴尬，而且微博上各种吐槽，说做肛拭子时有多难受多难受的，还有可能流血，我不做。"

我说："原来你这几天便秘啊，我知道便秘特别难受。那你有尝试多吃水果、做做运动，或者用点治疗便秘的药吗？"

笑笑说："我不喜欢用药，所以想通过运动、多喝水啊得到缓解。你看我这一身运动装，刚刚运动完不一会。哎，不过啊，效果不明显。你一说要直接采肛拭子，我更紧张了。心里100个不愿意。"

"100个不愿意啊，这么多。你能和我说说这100个不愿意都有什么吗？看看我能帮你。"

听我这么说，她扑哧一下笑了。

"哈哈，也没有那么多啦，就是害怕、紧张、尴尬、不好意思。我也知道你说的国家政策，不做我也回不去啊。我小儿子天天问我'妈妈你什么时候才能回家呀？'看着儿子的小脸，好想摸摸他，抱过来亲亲他"。说着说着她的声音有些哽咽了。

"想儿子了是吧，宝宝几岁啊？"

"还有3天满5周岁了，宝宝还盼着我回家给他过生日呢！"

"哇，一定是个招人喜欢的小宝宝。想到解除隔离马上就能见着儿子，您的紧张、害怕还在吗？"

"你知道吗，天天在这酒店里面，每天都没人说话，虽然能打电话、视频，可是和面对面直接沟通的感觉还是不一样啊。尤其是和儿子视频，更是受不了，感觉孩子就在眼前却不能在一起，特别难受，你能理解我吗？"

她说这些让我想起了去年自己因为疫情隔离在病区不能回家的场景。我说："是呀，去年疫情最严重的时候，我们病区收了很多患者，根据疫情防控的要求，医院规定我们不能回家，时间长达一个多月。那段时间对我来说既忙碌又孤单，想家、想姥姥。我想我们的感觉是一样的。"

"你们也是挺不容易的，那时候如果没有你们的辛苦付出、无私奉献，哪有我们的一片蓝天啊。现在疫情已经好很多了。你看现在一个肛拭子都把我打倒了，和你们比，我这真是……我说不做肛拭子，你没有生气，穿着这身衣服还陪我说这么多，谢谢你啊！"

"笑笑姐，别客气，陪您说说话让您感觉好一些，我也很欣慰。"

"你真好，这个肛拭子我一定配合你做。你告诉我怎么配合吧。"

按照我的指导，很快就做完了她的核算采集。

笑笑说："这么快就做完了吗？我都不敢相信，没有网上说的那么难受。谢谢你啊！"

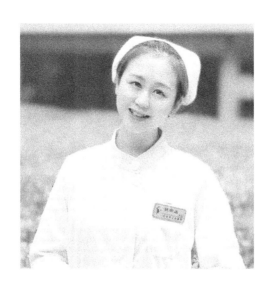

做完最后一个房间的核酸采集，走出酒店，天已经黑了。望着酒店里面一个个亮着灯光的房间，我感慨万千。人和人相处需要理解、信任，当我们多一点耐心，多一点陪伴的时候，困难就迎刃而解了。叙事护理就是好好地陪伴，在工作中我们多一些细心、耐心，就会有意想不到的收获。

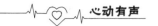

隔离病毒不隔爱

田淼（手术室）

在国外疫情形势日益严峻时，很多居住在国外的人都向往着回国。在归国落地的那一刻知道要集中隔离14天，对每位归心似箭的人来说，都是一个突发状况，因此来到隔离点的人多少都有点焦躁不安。

隔离点五楼住着一位旅美留学生小张，20岁左右，因疫情辗转回国，入住时精神特别紧张，询问各种问题。

就在她入住的第一天中午，我接到了电话，她用颤抖的声音说："护士姐姐，我好害怕，能和你聊聊天儿吗？"

我温柔地说："小妹妹，当然可以啦。你怎么了，能和我说说害怕什么吗？"

小张说："姐姐，你知道吗？现在国外疫情可严重了，这里住的都是从国外回来的人，我好害怕被传染啊！"

我安慰她说："这里住的确实都是归国人员，但入住之前，每个人都测量过体温了，我们一发现异常就会安排就医，不会住在这里的。

而且大家都是独居一室，在这 14 天里是不能出来的，这样相互之间就避免了接触。在这期间有任何不舒服都可以和我们说，我们医生会及时为你处理的。"

小张依然紧张地说："大家都不出门吗？如果生病了，不就得出门去看吗？"

我说："我们就是医生、护士啊，小问题都能处理的。如果需要去医院也会全副武装，严格做好防护的，你放心吧。"

小张叹了口气说："是这样啊。"

我说："我听说现在回国机票特别难买，你是怎么办到的？"

小张停顿了一下说："你知道吗，我这回国可曲折了。当时美国疫情严重，爸爸妈妈就催我回来，我都买好机票了，但是害怕在乘坐飞机时不安全，怕被传染不敢回，又把机票退了。可是后来学校也放假了，我没有地方可去，家里人都特别担心我，都催我赶紧回国，我又去买机票，这时机票就不好买了。我在网上守了 7 天才抢到一张别人的退票，这张机票就是我的救命稻草。乘坐飞机时我穿着防护服，戴着口罩、防护眼镜，不吃饭，不喝水，生怕被传染。好不容易回到祖国，我以为可以回家好好吃一顿，谁知道直接被车拉到这里，不能回家。现在在这里，我挺害怕的，想尽快见到我的爸爸妈妈。"说着说着她就哭了。

我安慰她道："你这次回国还真是挺不容易的，你做到了，真棒啊！"

电话里听到她破涕为笑地说："我也觉得自己挺棒的。"

"我看你是一个人回来，你是自己在国外生活吗？"

"是呀，我高中毕业就到美国留学了，今年大三了。"

"你能给我讲讲在国外的生活吗？"

电话里传出轻快的话语："在国外生活很多事情都需要自己解决，记得刚出国时，我啥都不会干，现在炒菜、做饭我都会，连炖五花肉我都会做。我们室友可喜欢我做的饭了，说有家乡的味道。"

我说："咱们两个年纪差不多，我现在还不会做饭呢。你真是很厉害啊。"

小张说："嗯，是的，我也觉得我适应能力挺强的，这就是坚持吧。还记得高中迷恋学吉他，刚开始学习时，常常因为练习手指都割破了，特别疼。一起学习的很多小伙伴都放弃了，但是我认定的事情一定要坚持下去。后来手指磨出了茧子，也不疼了。我现在弹得还不错呢，吉他就在我身边，有时间弹给你听啊。"

我说："太好了，我等着啊。那你现在感觉怎么样，还害怕吗？"

小张笑着说："和你聊了这么多，真是太开心了。我都忘记为什么要给你打电话了，那个'害怕'跑得无影无踪啦。"

我笑着说："希望你在这里度过快乐的时光，我的电话 24 小时为你守候，有任何事情随时和我联系啊。"就这样我们愉快地结束了今天的谈话。

后来我们相互加了微信，在我工作不忙的时候，总和她聊会儿天。她还弹了一首《回家》送给我，她说："我很快就能回家看见爸爸妈妈了。你们也挺不容易的，为了我们这些人员的安全，还需要在这里继续工作，希望疫情尽早结束，这样你也能早日回家。"

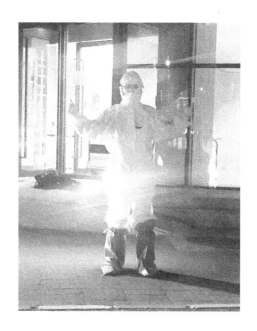

　　通过电话安慰小张妹妹，让我深刻地体会到只要我们具有叙事护理的理念，用心陪伴，用心倾听，不论哪种形式，都会取得很好的效果，能帮助更多的人。

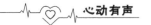

您更像知心姐姐

于苗苗（血液透析室）

医学观察中心是我国针对有新型冠状病毒感染风险的人群设立的隔离点，凡是从国外返回者均需在此进行医学隔离观察 14 天。他们之中有的是未成年的孩子，有的是年迈的老人，都是几经周折才回到祖国的。14 天的隔离中，他们的心情很复杂，有担心、恐惧……

一天下午，我接到一位隔离者的电话，她用特别微弱的声音说："阿姨，您好！我有点儿胃疼。"电话接通后一个弱小女孩子的身影浮现在我眼前，通过询问得知她 16 岁。

我说："小妹妹，别着急呀，你胃疼有多长时间了？"

她说："早上开始疼的，有三四小时了。"

我说："能和我形容一下是哪种疼吗？"

她说："胀痛，有时还有针扎的感觉。"

我说："你之前有过这种情况吗？"

她说："我的胃不好，经常不舒服。以前一般都是喝点热水，休息二三小时就好了，这次不知道怎么了，喝了热水还是疼。"她着急地说。

我说："疼了这么长时间，真是挺难受的。别着急，我给你联系医生。"

医生给她看完后，确定需要到医院进一步检查。听到这她特别激动地说："不、不、不，我不去医院。"

感觉到她特别紧张，我安慰道："别害怕，有车送你去，我们也会陪着。"

她紧张地说："我不想去，我知道肯定是小汤山医院吧，那里都是确诊和疑似的患者，传染的风险一定很高，想到这儿我的胃就更疼了。"

我说："我特别理解你现在的心情，可咱们有问题不去医院不行呀，你也不能一直忍着啊。"

她说："阿姨，我喝点热水，再观察观察吧。您能和我聊会儿天吗？"

我说："好啊！能和我说说你在国外的生活吗？"

她说："两年前我就到美国读书了。刚到那边人生地不熟的，英语还不是很流利，特别是口语，我就多和老师、同学聊天。通过自己的努力，慢慢地就可以与人交流了。去年有一天夜里发高烧，我特别难受，但没有人能帮我，我就强撑着自己起床，吃药、喝热水，在头上敷毛巾，折腾了大半宿，第二天又接着上课。为了不让父母担心，我没有告诉他们。"

我说："在国外你都是自己解决问题，真厉害呀！"

她自豪地说："那当然，从小我独立生活的能力就特别强，很早就能自己照顾自己。在国外生活这两年，感觉自己更独立了。"

我说："你说你的生活能力特别强，能多和我说说吗？"

　　她自豪地说："爸爸妈妈工作都特别忙，根本顾不上我。我上小学一年级就开始自己做饭了，那时候不会做复杂的，经常煮面条、煮饺子。妈妈会提前给我炸点酱，我回家自己煮面条、擦黄瓜，做炸酱面，可好吃了。不过有一次擦黄瓜时没有控制好，擦到手了，我都疼哭了。可是家里没有人呀，我想不能让血一直流吧，就学着妈妈用水冲冲，然后按住，很快就不流了。妈妈回家时，我和她说了这件事，她心疼地哭了，但也夸我坚强呢。现在想一想，我能自己在国外生活，就是小时候锻炼出来的。"

　　我说："你真是太棒了，我都工作几年了还不会做饭呢。你这么独立、坚强，现在身体不舒服了，应该怎么办呢？"

　　她沉默了一会儿说："我知道应该去医院，不能耽误病情。"

　　我说："你担心被传染，那你对它了解得很多吧，怎么做好防护呢？"

　　她说："电视、网络上都说了，去医院要戴好口罩，回来要及时洗手，做好防护就没问题了。"

　　我说："对啊，只要咱们做好防护，就不会被传染的。"

　　她说："好了，我知道了，有你们带我去，做好防护是没问题的。不过和您一边儿聊天一边儿喝热水，我心情放松了，胃也不那么疼了。这次先不去医院了吧，这次我觉得还是我太紧张造成的。"

　　我笑着说："是呀，紧张的情绪也可能是导致胃痛的原因，保持平和、愉悦的心态是非常重要的。你没事的时候可以在室内做些简单的运动，感到无聊也可以和我聊聊天。心情高兴，感觉时间也会过得快一些。"

她说："谢谢您陪我聊天，我不该叫阿姨，您更像知心姐姐。"

我一直放心不下这个小姑娘，她不过才 16 岁啊，家人不在身边，独自面对这种局面。我已经是两个孩子的妈妈了，如果是我的孩子这样……下午下班前我再次拨通了她的电话，确认她没事后我才放心下班。

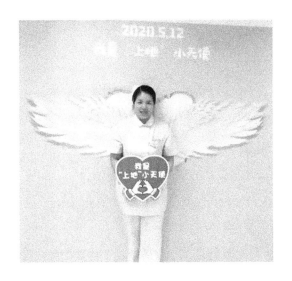

感谢叙事护理，让我有更多的耐心倾听服务对象内心的想法，打开他们的心扉，陪伴、倾听、抚慰他们的心灵。

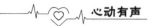

懂你

赵旭（急诊科）

"您好，请问您办理什么业务？"这句平时在柜台办理业务时常听到的话，怎么也想不到会与我这个护士有什么关联。直到医院紧急选派我支援北京市海淀区医疗保障局（简称医保局）的任务，让我从一个急诊科护士转变为一名窗口服务人员。经过短短3天的培训，我正式投入到医保局紧张忙碌的工作中。

"您好！请问您办理什么业务？"我又一遍重复起了这句开场白，开始了新一天的工作。

"办什么业务？你说能办什么业务？不就弄报销这点儿东西么，还能办什么业务！"一位年轻的女士站在柜台前没好气儿地说道，"这么点儿事，跑了好几趟，回回排半天队，多耽误我工夫！"

"您先别着急，我看看材料。"我依旧保持着微笑回答。

话音刚落，这位女士便把手里厚厚一沓材料"扔"在了我的面前，这一沓厚厚的材料，我伸手捋了捋，拿了过来。

"您要办理得还挺多的，您是单位人事专门负责这一块的吧？"

"不然呢？不管这个我来这干什么？"这位女士依然态度强硬。

"啊，那是了，难怪这么多。来，您把 U 盘给我，我看一下您这报盘文件。"

话音刚落，一个 U 盘又"扔"在了我面前。

"快点吧！这么点事跑了好几天了都没办成，不是这个不行就是那个不行，不是少这个就是缺那个。一天天地，净耽误我的时间，麻烦死了！"

听她这么说，再看看我手里这厚厚的一沓材料，我决定边整理边和她聊聊。

"行，那您先坐会儿。您这挺多的，我要一份一份整理、存盘，您别着急，咱争取今儿给它全办了，不让您来来回回跑了。"

听我这么说，虽然这位女士依旧紧皱着眉头，但还是坐了下来。我见有所转机，便开始了交谈。

"您也是挺辛苦的，背着这一大堆东西跑来跑去，也是真够沉的呢。"

"可不是吗！没有十斤也得有五斤，背来背去跑了四五趟了，就没有一次能办成的。"

"是挺闹心的，又赶上最后的截止日期，必须都得办完，我也挺理解您的。"

听着我说的话，她坐得不再那么紧绷，慢慢地放松下来了。

"是啊，你们这一说缺东西我就得回去管职工要材料，这么多人的东西我挨个要一遍，有的人又没有，一来二去的我都要烦死了。"

"那如果用一个词语来形容您现在的心情、现在的状态，您觉得

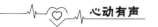

会是什么词呢？"

"烦躁！"

"那让您烦躁的原因是什么呢？"

"永远完不成这项工作。我还有其他工作要做，可这一项完不成我就无法专心去做别的事情。每天精神压力很大，而且我刚接手也不太熟悉，怕完不成报不了销，拿不回本该属于职工的钱。他们又天天追着我要，我一刻也不敢耽误。不能因为我的原因让他们有损失，我的压力太大了！"

"我特别能理解您的心情，不瞒您说，我在这儿工作是过来支援的。我本身是在医院工作，是一名急诊科护士。来这里支援，工作内容也是我从未接触过的，也是生怕做错了某一项给他人带来不必要的麻烦，所以我真的特别理解您。那咱们换个角度想，您为什么会觉得这项工作永远都完不成呢？"

也许是因为感同身受，这位女士想了想便对我敞开心扉："唉！刚接手这项工作我不太熟悉，我自己都不清楚哪项该准备哪些材料，职工们就更不清楚了。再加上这是今年报销的最后期限，我心里着急，总是担心。"

"那您觉得怎样才能避免您所担心的事情发生呢？"

"我觉得通过这一次，也熟练了不少。回去就把哪项该准备哪些材料都列出来，让大家照着准备，而且要提前准备。既然知道截止日期就要到了，就更要提前准备，不能再像这次一样卡着日子。"

"对啊！您说得特别对。"

这样说着说着，她的眉头舒展了，语气也缓和了许多："唉！我刚才态度不好，你别介意，我不是针对你。是我刚接手这项工作，业务不熟悉。担心的事太多，压力大，所以没能很好地控制情绪。跟你说会儿话，我也好多了，刚刚真的不好意思啊。同样是刚接触新的工作，你就比我适应得好太多了，真应该向你好好学习。"

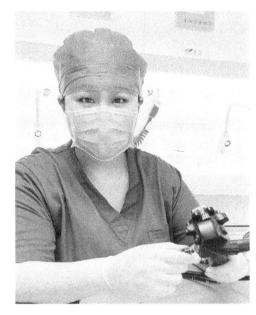

"没事没事，谁都有控制不住情绪的时候，您有，我也有啊。生活中、工作中很多事是自己不能改变的，那就改变自己的心态，控制自己的情绪，学会做情绪的主人。"

交流中，我整理完了她交给我的全部材料。虽然有些还是有所缺漏，但通过沟通，我们找到了解决方案。

"真是太感谢您了，聊会儿天的功夫就办完了。终于不用再来回跑了，谢谢！谢谢！"

送走这位女士，我的内心久久不能平静。曾经的我只会机械性地工作，而在学习叙事护理后，我对每件事的处理有了新方式。虽然是给别人服务，但通过交流，自己也得到了成长。学以致用，我会带着叙事护理的精神和理念去温暖身边的每一个人！

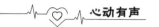

妈妈请放心

贾丽娜（产房）

我是一名 2019 年 9 月刚刚走上工作岗位的新护士，在我工作的第 154 天，我接到了支援发热门诊的通知，当时的我兴奋不已，收拾行囊准备冲向一线，为抗击疫情奉献自己的青春和力量。

因为怕爸妈担心，在发热门诊工作几天后，才把这个消息告诉他们，结果每隔 5~10 分钟我的电话就要响一回，都是妈妈打来的。这是我上班以来从来没有过的情况。我知道妈妈一定很担心我，但是她的行为已经严重影响了我的工作，于是我和妈妈说不要上班给我打电话，下了班再联系。

下班后我立即拨通了视频电话，好一会儿才接通。

妈妈接起电话，眼皮都不抬地问我："下班了？怎么不接我电话呀？"

我说："妈，我上班哪有时间和您打电话呀，这不刚下班就赶快给您发视频了，想我啦？"

妈妈说："我说咋不接我电话呢，我还以为你不想理我呢。现在你那情况怎么样呀？防疫工作做得怎么样？"妈妈问了一堆问题，都不给我开口的机会。

我说："情况还行，防疫工作做得也很好，妈您别太担心了。"

妈妈说："我怎么能不担心呢，就你这么一个宝贝闺女，你真是翅膀硬了，这么大的事都不和我们商量一下。唉，真是老了，说话也没人听了。"

我说："瞧您说的，这不怕您担心嘛，我也是反复考虑了好长时间，想着要不要把这件事告诉您和我爸。从小到大我做的决定你们都支持我，现在国家有需要，我能出一把力，你们肯定更加支持我。"

妈妈说："这事儿能一样吗？这多危险呀，你这不是存心让我们担心吗！"

我说："妈，那您担心什么？让我听听。"

妈妈说："你说你以前一直在我身边，现在去那么远的地方工作，还瞒着我们上一线。"

我说："妈，我这也是积极响应国家号召，您当年不也是为国家建设出了一份力么。"

妈妈说："我怎么不记得呀，我干吗了？"

我说："您不是和我讲，当时家里人让您再生一个，是您坚持没要二胎的。"

妈妈说："是呢，当时家里人都劝我再生一个，说你一个人太孤单了，其实我当时的压力也非常大，家里人都来劝我，还说二胎一定是个男孩，就应该趁着年轻再要一个，要不只有一个丫头，以后没人养老。我当时心里想，我这身体不好，家里经济条件也不是特别好，要是再要一个孩子，家里负担更重，而且对你的教育也会大打折扣，当时就坚决没要。看看我闺女现在多孝顺，还要什么儿子呀。"

我说："是呀，妈妈，您觉得您是个什么样的人呢？"

妈妈说："一个有主见的人吧。"

我说："您说我坚持去一线，是不是随了您的性格了呢。"

妈妈笑着说："这丫头，还赖到我头上来了。但是这个事情多危险呀，疫情这么严重，万一感染上病毒怎么办呀？"

我说："妈妈，我们院长说了，要做到上地医院'0'感染。为了我们的安全，医院每天都忙着采购呢，口罩、帽子，还有防护服。我每天上班穿得可严实了，要穿间隔衣、防护服，还有隔离衣，口罩都得戴两层，还戴护目镜。您看我刚才给您发的照片，眼见为实，您看看我们的防护效果怎么样？"

妈妈说："看着是挺好，新闻里说这个病毒可是很厉害的，一不小心就会被传染，要是感染上了就得隔离，隔离了就上呼吸机，还插各种管子，多要命呀！"说着说着妈妈都开始哽咽了，仿佛我已经被感染了一样。

我说："呦，我妈知道这么多呢，那您宝贝闺女能不知道嘛！对了，您这几天还在小区门口执勤给人测体温吗？"

妈妈说："在呢，咱这疫情不严重，好多人都不愿意戴口罩，因为这个我每天得解释好多次。你爸也真是的，天天说让我在家待着吧，别去帮忙了。你说每个人都瞻前顾后，没有人去做这个工作，那我们的家谁来守护？"说完妈妈突然笑了，她又接着说："闺女说得对，我真是关心则乱，我闺女不仅懂事，还有责任心，我应该骄傲才对。"

我说："妈，我在您心中这么优秀呢，这次支援发热门诊的可都是资历深的骨干护士，派我一个年轻护士去，还不是因为在领导心中您闺女也同样优秀嘛！"

妈妈说："一夸你尾巴还翘上天了。"

我说："您夸我我还能不高兴么，而且我的这些优点可都是您言传身教的呀，您不用担心，我上班的防护措施您也看到了，绝对安全。"看着母亲渐渐消散的愁容，我问："我亲爱的妈妈，您还有什么不放心的吗？"

妈妈笑着说："那你们在哪儿吃饭呀？一定得多吃，提高免疫力，才能预防病毒。"

我说："您放心，我们吃饭都有人送，荤素搭配，我都胖了，倒是您和爸一定要注意身体，不要胡思乱想，你们健健康康的，我才能安心工作。"就这样我和妈妈聊了2个多小时，妈妈终于开心了起来，我也放心了很多。

自从那天我和妈妈聊完，妈妈的心态改变了许多。我还时不时地将医院做的科普视频发给爸妈，让她们把防疫知识教给身边的人。听爸爸讲，现在妈妈都成了防疫小能手，给身边人讲各种防疫知识，而且还和别人炫耀她的"宝贝闺女"。

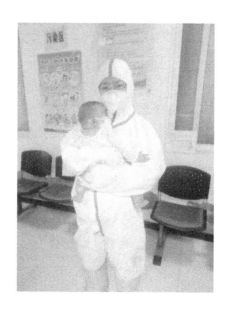

距离 2003 年非典已经过去 17 年，2003 年我还是 7 岁小朋友。现在我已长大成人，正踩着各位前辈拼出来的路，努力地向她们靠近。疫情当前，有的人勇敢前进，奔赴一线，将个人生死置之度外；有的人尽其所能购买急需医疗物资送往疫区，贡献自己的绵薄之力。我虽然未能参加武汉抗击疫情的一线，但是有幸被选中加入本院发热门诊的大家庭，最近也在为湖北返京人员采取核酸标本，我很开心。正因为大家都在用自己的方式守护着我们的国家，我们才可能打赢这场战争，并且会赢得漂亮。

让生活开出幸福的花朵

柏雪梅（供应室）

　　人生的道路曲折漫长，充满着成功与失败，幸福与不幸。当生活出现挫折和困境的时候，我们不能回避，而是要积极寻求解决的办法。

　　那天我像往常一样上班，快到医院时接到妈妈的电话，我心里"咯噔"一下，因为妈妈一直是一个人住，而且妈妈没有急事是不会这么早给我打电话的。我急忙接听："妈，怎么啦？"

　　"昨天晚上就觉得不舒服，半夜发现嘴有些歪了，会不会是脑血管病呀？"妈妈紧张地说。

　　我问了妈妈的情况，连忙约了车让她来医院做进一步检查。最终被诊断为面神经炎，而不是卒中等严重疾病，我悬着的心终于放下来了。经过一周的治疗，病情恢复不太明显，妈妈的情绪有些低落，所以吃过晚饭后我特意留下来和她聊天："老妈，这几天扎针灸感觉好点没？"

　　妈妈有气无力地回了我一句："能怎么样，好几天了还是不见好，嘴不是还歪着呢么！"

我："您是不是担心这个病好不了呀？这也不是什么大病，您别着急。看您最近心情不好，能和我说说吗？"

妈妈："哎，年轻的时候身体都还好，我这刚 40 多岁又是高血压，又是糖尿病的，膝关节也有问题，药是越吃越多，现在又得了个这样的病，怎么什么病都来找我呀！"

我拉起妈妈的手说道："岁数大了身体难免会出现些小问题，您也别有太多的负担，您不是还有我么，有什么困难咱们一起面对，一起解决。要是用一个词形容您现在心情，是什么呢？"

妈妈没有犹豫地说："挫折"。

我："这个'挫折'给您带来什么影响吗？"

妈妈马上回答："影响那可多了，主要是心情不好，还爱发脾气，睡不好觉，最主要的是影响了我的血压，这两天血压也高了，吃药也控制得不好。"

我："那您现在这样心情不好，能解决什么问题吗？"

妈妈："你说的这些我都懂，我也知道都是我的原因。想想我这些年经历的事，1992 年突如其来的事故拆散了我们原本幸福的家，之后你没能像别人家的孩子一样得到父爱，那时候我最大的愿望就是你能健康快乐地成长。现在你也有了自己的家，有了孩子，看着你们过得好，我这心也就踏实了。但是这才踏实几年呀，我这又小病不断，不停地给你们添麻烦。"

听完妈妈的话，我连忙搂住她说："妈妈，爸爸在世时有什么事你们一起承担，他很体贴您，在家务上您几乎没有操过太多的心。可爸爸一走，您一个人咬牙撑着这个家，独自把我抚养大，操持我的婚事，帮我照顾孩子。妈妈，您是怎么做到的呢？"

妈妈："雪梅，你知道吗？我和你爸爸感情特别好，从来没有吵过架，家里的活都是你爸抢着干，半夜下班回来就睡几小时的觉，早上还得去上班，就这样你爸也从来没和我抱怨过。想想那时候，真的很幸福，没想到意外就发生在咱们家。你爸连句话都没给我留下，你知道当时我真的是崩溃了，你是我活下去的勇气。那时候我就想着我要变成一个坚强的人，让你过上更好的生活。"

我："我爸出事的时候我还小，但是后来我知道您承受了很大压力，真的是很不容易。事儿已经过去了，您现在平平安安就是我们的福啊。"

妈妈："你能这么想，妈就放心了。其实我就是想给你一个幸福的家，没想到你小时候你爸爸就出了意外。本来想着我退休了，能帮你们带孩子，但现在你看这又左病右病的，没帮上忙，还给你们添麻烦。"

我："怎么能说是给我们添麻烦呢，我们照顾您是应该的，我是您的女儿呀！"

妈妈："我知道你今天和我聊了这么多，就是为了给我宽宽心。咱俩以前从没聊过你爸的事，今天和你聊了以后，想想也没什么大不了的，我就是担心你。"

我："您看我现在家里和工作都很好，还有一个可爱的儿子，放心吧！您现在觉得怎么才能让病好得更快，还能帮我带孩子呢？"

妈妈想了想说道："现在最重要的就是积极配合治疗，调整好情绪，控制好血压，病也就好得快了。"

我："这才对嘛，放松心情，变被动为主动，病才能好得快。"

通过这次聊天，我发现妈妈一下子变开朗了。妈妈反馈说她觉得我真的长大了，能静下心来和她说一些暖心的话了。

几天后下班回家，妈妈一看到我就高兴地说："大夫说了，我这病已经好了很多，你看我这嘴是不是不怎么歪了。"

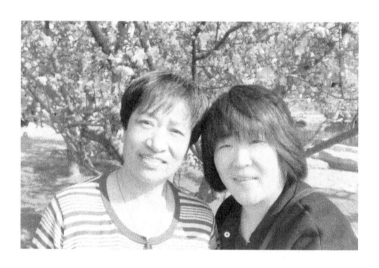

学习叙事护理让我改变很大，使我能够通过倾听发现问题的症结所在，在生活和工作中遇到更好的自己，增进母女感情，亲密家人，让生活开出幸福的花朵。

我助女儿入梦乡

孙艳丽（口腔科）

初次接触叙事护理是在 2019 年护士节系列活动中，护理部邀请《叙事护理》的作者李春老师给我们进行培训。李春老师通过生动的语言和鲜活的案例，由浅入深地告诉我们叙事护理的概念、精神、核心理念、技巧、感悟和心得等，让我们感受到了一个全新的护理理念。

叙事护理给我自身带来了巨大的变化。自身心态有所调整，看问题也会多方面、多角度地去分析了，同时也学会了倾听，学会了尊重，学会了用心去关爱。

在这里跟大家讲述一个发生在我和我女儿身上的事。一天半夜，女儿由于睡不着觉，在房间里大喊大叫，我被喊叫声惊醒，吓得我心跳加速，一看时间才刚刚凌晨 2 点。女儿脾气不好，有点事情就闹脾气，当时的我真想冲出去教训她一顿，但是因为每天都在学习叙事护理，所以冷静了一下，调整好自己后走向了女儿的卧室。

敲门后，我的头探向女儿的房间："闺女，怎么啦？睡不着吗？"

女儿背对着我抽泣着说："睡不着。"

这时我走到女儿床旁，坐在她身边，把手放在她的肩膀上对她说："怎么了？闺女，平时睡眠都不错呀，今天怎么睡不着了？"

她生气地说："不知道，就是怎么也睡不着。"

我趴在女儿耳边对她说："闺女，舒缓的音乐可以促进睡眠，你要不要试试看？"

她更生气了，没好气地说："没有用，听了也睡不着，你回去睡觉去吧，别管我！"

我说："闺女睡不着，老妈能睡着吗？来，老妈给你揉揉太阳穴。"

女儿说："不用，揉也不管用。"

在她说不的同时，我的手已经按在女儿的太阳穴上轻轻地揉起来了。女儿慢慢地平静了下来。我知道，她现在的状态能听进去我的话了。于是我和闺女聊了起来。

我说："闺女，你对现在的状态和心情要用一个词来形容，你会用什么词？"

"心烦意乱！"女儿愤怒地说。

我接着问："你喜欢这个'心烦意乱'吗？"

女儿冷笑了一下说："妈！您可真有意思，这种感觉谁会喜欢！"

我说："嗯，我也不喜欢！那咱们就把它赶走"。

女儿用怀疑的目光看着我说："怎么可能！"

我说："闺女，你平时睡眠都挺好的，今天怎么就睡不着了，想想今天跟平时有什么不一样吗？"

女儿说："没有啊，睡前我也没做什么剧烈运动，跟平时一样咱们吃完晚饭后，没什么事儿我就玩了会游戏，之后也没做什么呀！不过今天是周六，我睡了个懒觉，早上九点半左右起床的，下午三点多又睡了会，睡到五点多醒的。"

我说："闺女，你知道正常成人睡眠时间应该是多长吗？"

女儿说："大概七八小时吧！"

我说："那你今天睡了多长时间呢？"

女儿恍然大悟地说："噢，知道了！我睡不着的原因是我白天睡多了。今天白天的睡眠时间就将近五小时，扰乱了我的睡眠规律。还有现在睡不着觉我还折腾，也促使我的大脑神经兴奋，那么我就更睡不着了。是不是这样啊？老妈！"女儿自己找到了睡不着的原因，抿着嘴偷笑着。

我微笑着说："没错，你分析得很有道理。那么接下来你知道怎么做吗？"

女儿说："我现在最应该做的是平复一下情绪，调整好自己的心情，别让自己那么急躁。"

我说："你说得对！闺女，那么你平时调整心情都用什么方法呢？"

女儿说："我心情不好时一般都会听听音乐。"

我说："闺女，我们来选一首有助于睡眠的曲子听听好吗？"

女儿高兴地说："好呀，老妈，我试试。"说着女儿已经挑选了一首柔和的音乐，一会儿时间，女儿有了睡意，眼睛已经睁不开了。

女儿说："老妈，您去睡吧，我现在好困呀，我得睡了"。

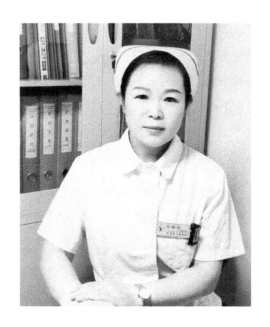

　　回到自己的房间，躺在床上的我心情久久不能平静。这是我第一次运用叙事，不禁感慨叙事护理的强大力量！如果没有学习叙事，我的处理方式肯定是冲到女儿房间把女儿训斥一顿。现在的我因为学习叙事护理，让我学会了尊重，学会了倾听，学会了用温暖对待患者、家人和朋友。学习叙事护理让我成长并遇见更好的自己！学习一直在路上，感谢有你，叙事护理！

赚钱之外

秦春兰（供应室）

　　我是一名供应室护士，在医院，我的工作是负责医院重复使用的诊疗器械、器具和物品的清洗、消毒、灭菌工作，保障每一位患者的医疗器械使用安全。回到家，我是妻子、母亲、儿媳，转换着不同的身份，尽不同的责任，同时也感受不同的幸福。

　　我的爱人是一名电脑程序员，整天琢磨着研发新软件，开发新产品，时常忙得废寝忘食。作为一名上有老、下有小的北漂青年，老公在尽自己最大的努力为家人争取更好的生活，也因为长年累月的高压工作，他的身体一直处于超负荷状态，别人感冒休息几天或者吃片感冒药就能恢复，而他却迁延很长时间，甚至输液治疗才能好转。作为妻子我看在眼里疼在心里。

　　还记得有一天，老公夜里 11 点多才下班回家，疲惫地躺在床上，却辗转难眠。我关心地问道："老公，你是有哪儿不舒服吗？"

　　老公："没有啊，身体倒没有什么不舒服。"

　　我接着问："我发现你这几天晚上睡得都不太好，总在床上翻来覆去的，是有什么事吗？"

老公："没事啊，就是最近老睡不着，你能帮我买几片安眠药吗？"

我："你觉得是什么原因让你睡不着了呢？"

老公："最近工作上遇到点问题，心里想得多了，一多想晚上就睡不好觉了，身体上也感觉累，可是我工作不能停，我要多挣点钱，让你们都过得宽裕些，生活质量高一点。"

我："老公，你责任心太强了，那你觉得高质量的生活是什么样的呢？"

老公："衣食无忧啊！"

我笑着说："其实我们过得挺好的，我们两个人现在的收入，足以应付日常的开支，而且一家人每天在一起也很开心，我觉得挺幸福的呀！我觉得高质量的生活不应该完全以经济水平来衡量，如果我们能在平凡的生活和点滴的琐碎里找到幸福感，我认为就是高质量的生活。工作上的事情想办法慢慢解决呗。"

老公："我想趁着年轻多赚点钱。爸妈年轻时为了供养我们姐妹三个上学，吃了不少苦，那时候父亲不仅要干农活，还要靠打零工补贴家用，逢年过节我们一家人都很难团聚。母亲也是任劳任怨地照顾我们的生活起居，他们现在都过了 50 岁了，我应该让他们享享清福，让他们的晚年生活过得幸福。"

我："嗯，对的，我赞同你的观点。"我给了他一个坚定的眼神。

老公继续说到："我们也有了孩子，我要给他多存点钱，让他接受良好的教育，健康快乐地成长。我也不想让你因为经济问题去操心，不想让你太辛苦。答应你的上海之旅也因为疫情的原因没去成，你好不容易调好的假期就这样耽搁了。"

我拉起老公的手说："你不用自责，那我问你，你觉得我们现在过得怎么样呢？"

老公想了想说："爸妈看着倒是挺幸福的，他们照顾着大孙子天天开心地合不拢嘴。爸再也不用那么辛苦去打工了，而且身体状况也不错，体检结果都没有大的问题。爸妈有个感冒不舒服之类的你都照顾得细致周到，都不用我操心，说到这里我还得感谢你呢！我们的孩子才咿呀学语，我有足够的时间去奋斗。你也是知足常乐，没有给过我任何负担。"

我笑着说："老公，没想到平时看你是个不善于表达自己感情的人，考虑事情到挺周全的。"

老公骄傲地说："那是，我可是家里的顶梁柱！我从上大学那时候开始就没找爸妈要过生活费，都是自己勤工俭学挣钱的。刚上班的时候工资不多，我利用休息时间又兼职另一份工作，参加工作后第四年我用自己的存款在老家买了房，第五年给老爸买了一辆车，车虽然不贵，可爸挺开心知足了呢！包括我们买车、结婚，我都没找父母要过钱呢！"

我点了点头说："对啊！你可是咱家的顶梁柱，那家里的顶梁柱除了赚钱还应该做什么呢？"

老公沉默了一下说："老婆，我想明白了，除了赚钱养家，我还要注重身体健康！不能只想着赚钱，忽略了对你们的陪伴。有一个好身体，才能有想要的未来。其实有时候我是有点多虑了，办法总比困难多，船到桥头自然直嘛！"

说着我们相视一笑。我说："对嘛！老公，我就知道你肯定能想明白的，看来这些东西不用我说你都知道呀！"

老公："嗯！那是，身体是革命的本钱嘛！经济只是辅助我们幸福生活的工具。我得有个好身体才能陪你们走更远的路。"

我："好样的，我们一起加油！"

现在，我把一部分精力从儿子身上转移到老公身上，陪着他锻炼身体，帮助他调理饮食。他开始合理安排工作时间，每天保证七八小时睡眠。

过了一段时间，我问老公身体感觉如何，老公说："你还真别说，我现在每天散步后感觉身体轻松了不少，甘油三酯也降下来了。晚上睡觉什么都不想，一会就入睡了。第二天工作精力也充沛了，身体的亚健康状态也得到了改善。上次工作中遇到问题的那个项目也顺利上线了。陪孩子玩的时候看着他每一个微小成长细节，都是我快乐的源泉。"

看着老公开心的笑容，我也无比开心。用自己所学帮助最亲的人，无比幸福。原来陪伴是最长情的告白！

每个人都不是独立存在的个体，人与人之间需要沟通和交流，因此世界才有了两相生爱。

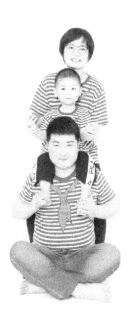

　　叙事护理使我更加意识到了沟通交流的重要性，学会站在对方的角度去思考问题。用自己所学，帮助每一位需要帮助的人，价值感、幸福感、获得感也油然而生。

向着梦想奔跑

李金艳（护理部）

对孩子来说，中考是他人生中需要面对的一次重要挑战，如何陪伴孩子缓解中考带来的压力，也是对我们家长的一次考验。

儿子第一次中考成绩不理想，经过慎重考虑最终选择复读。正当他踌躇满志地准备好再出发时，在短短的半年时间里因为气胸两次住院，前前后后耽误了1个多月的时间。为了尽快跟上学习进度，手术后身体还没有完全恢复就投入到紧张的学习中。

记得一个晚上，我看到儿子在房间里来回地溜达，一句话也不说。看到儿子这种状态，我的心也跟着悬了起来，还有两个月就要中考了，他是遇到什么问题了吗？我能做点什么？这些问题在我的脑海中不停地盘旋萦绕。我得找他好好聊聊。但是聊什么？怎么聊？我以什么状态和他聊？通过聊天我要达到什么效果？我快速地思考着。内心的焦虑状态让我告诉自己必须先冷静下来，于是我泡了一壶茶，在沙发上坐下来。

我调整好心情，笑着对儿子说："芃芃，过来陪妈妈喝杯茶吧。"

儿子慢吞吞地走过来，坐在我的旁边。

我倒了一杯茶，递给他说："妈妈最近太忙了，都没有好好地关心你。最近在学校怎么样啊？"

儿子面无表情地说："唉，就那样吧！"

我喝了一口茶，说："看你在房间里走来走去，是有什么事吗？"

儿子叹了一口气说："今天学校进行了体育测试，3个项目30分满分，我才得了20分，离我的目标还差得远呢。"

我说："哦，原来是这样啊？那你的目标是多少啊？"

"当然是满分啦，体育可是我的强项，去年一点不费劲儿就是满分。今年本来就是复读，想通过努力能多提高点成绩，没想到让体育给拉后腿了。"儿子提高声音说。

我安慰儿子到："你这身体刚刚恢复，才练了半个月的时间，这成绩已经相当不错了。"

儿子皱着眉头说："刚开始我也不敢使劲练，怕气胸再复发，成绩总提不上去。"

我拍了拍他的肩膀说："嗯，妈妈特别理解你。那你现在是什么心情呢？"

儿子："焦虑吧。"

我："这个焦虑是什么时候来的？"

儿子："自从生病后一直都有，今天体育测试后就更严重了。"

我搂着儿子的肩膀，说："那你能说说这个焦虑对你有什么影响吗？"

他不假思索地说："上课老走神，不能踏踏实实地学习。老师也总说体育考试就是送分项，文化课提上去一分却不容易。体育项目经过短时间锻炼提高的空间是很大的，我可不想让送分变成拉分啊。"

我说："儿子，在焦虑的情绪下你还一直坚持学习，你是怎么做到的呢。"

儿子陷入了沉思，过了一会儿，他说："我想通过这一年的努力，考入理想的高中，给自己一个满意的交代，也不想让你们再替我操心。只有加倍努力学习，才能实现这个目标。一想到这些，我就有了动力。生病的时候虽然很疼，但是只要我能忍受，就抓紧时间看书、做题、背单词，当投入到学习状态的时候，焦虑就不见了。"

我听着他的话，心里不由一热："妈妈看到了你的努力，你觉得这个焦虑对你有什么好处吗？"

儿子想了想说："记得在第二次胸疼的时候，医生说气胸复发了，得手术治疗，医生还说手术后得3个月才能进行体育锻炼，听到这些，我当时就和您说，赶紧约手术吧，不然体育考试就该受影响了。那时候我坚信通过我的努力，体育成绩一定能拿满分。通过这件事我学会了安排自己的事情。还有，记得当时手术后身体还没有恢复好，起床还需要用绳子拉着，伤口一动就疼，即使这样，我还是坚持回学校上课了，焦虑让我尽快投入学习状态中吧。"

我感动地说："你真是一个坚强、有毅力、有主见的孩子。那为了你的目标，有什么计划吗？"

儿子说："妈妈，其实我是有计划的，而且一直按着计划练习，不过今天的测试结果刺激到我了。我得调整训练方案，您看呀，引体向上13个满分，我现在只能拉上去2个，分析原因主要是我的胳膊没劲，拉不上去，您给我买个哑铃吧，每天我还可以加强力量练习。我想尽快把成绩提上去。跑步和篮球这两项我不太担心，再练练就行。"

我高兴地握着儿子的手说："太好了，妈妈全力支持你，现在就买。"

儿子也开心地说："妈妈，和您聊了一会儿天，我心情好多了，我去看书啦。"

我："好嘞，妈妈给你做好吃的去。"

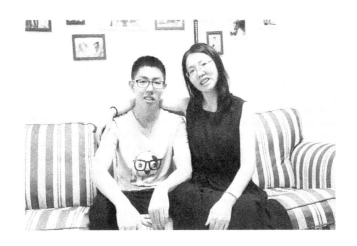

从那以后，我从儿子那时常露出的笑容中感受到他的坚定和从容，他专心地投入到学习和锻炼中，最后经过不懈努力，体育获得了满分的好成绩，最终迈进了他向往的高中校园。作为妈妈，在孩子遇到困难时，能陪着孩子共渡难关，我很欣慰。我常常和朋友开玩笑说，是叙事护理精神让青春期遇上更年期的时候，家里没有鸡飞狗跳，而是坐下来好好地沟通，用更好的方式陪伴彼此。在陪伴的过程中，我深深感受到了叙事护理的无穷力量。

陪你长大

张健（工会、党办）

还记得小时候的愿望吗？长大了想当什么样的爸爸、妈妈？会如何对待自己的孩子呢？

小时候的我，决心长大以后一定要成为世界上最好的妈妈。但是当我的孩子冠池出生后，我发现孩子越长大我越不懂他。在点滴中，孩子透露出对我的不喜欢，尤其是上小学的这一年。他跟我说得最多的是——

妈妈，我爸爸什么时候回来？妈妈，我想爸爸了！妈妈，我想给爸爸打电话。妈妈，您去加班吧？爸爸陪我就行了。

这些话听得多了，自然引起了我的重视。我认真地和孩子爸爸交流了一次，才知道，原来我属于简单粗暴型的妈妈——说得多、听得少；轻易地给孩子下定论；喋喋不休地给孩子讲道理；表情严肃；不知道陪着孩子玩儿。

我经常挂在嘴上的是：作业写完了吗？把手洗干净再吃饭！不能吃麦当劳，都是垃圾食品！别看电视了！赶紧刷牙、洗脸、睡觉！你明天起晚了，我上班都会迟到的……

这样的妈妈，孩子当然不会喜欢。哎，真糟糕，一不小心成了孩子最不喜欢的样子。怎么办？怎么办？我一遍遍地问自己。心急没有用，要静下心来找方法，改变别人不如先改变自己。我尝试着改变我们的沟通方式，效果出奇的好。

冠池："妈妈，我最喜欢哥斯拉了，因为它可以毁灭地球。"

我："毁灭地球？你为什么要毁灭地球呢？"

冠池："因为我不喜欢地球。"

我："哦，那你都不喜欢地球上的什么呢？"

冠池："我不喜欢上学，不喜欢老师。"

我："能和妈妈说说为什么吗？"

冠池："因为学校作业太多了，我总是写不完，写不完老师就批评我。"

我："原来是这样呀，那要是地球毁灭了？你去哪呢？"

冠池："我要去外星生活。"

我："那你岂不是再也看不到爸爸妈妈了吗？"

冠池："我把您和爸爸也带走。"

我："那咱们家的小飞飞（冠池喜欢的小宠物）怎么办？"

冠池："我把小飞飞也带走。"

我："那爷爷、奶奶、姥姥、姥爷呢？还有你的小哥们儿和同学们，他们怎么办？还有咱们吃什么喝什么？要不要把超市什么的也带上呢？买东西方便。"

冠池低头不语，思考着什么……然后说："妈妈我不想毁灭地球了。"

151

我：“怎么了？”

冠池：“毁灭地球太麻烦了。”

我：“行，那我们想想，怎样在地球上幸福地生活吧？”

就这样，他一言我一语的，很快找到了解决的方法。想想以前遇到同样的问题，家里早就鸡飞狗跳了。现在我们在交流中愉快地把问题解决了，虽然冠池仍然喜欢大怪兽哥斯拉，但是再也不提毁灭地球的事儿了，反而天天叨叨着要当奥特曼保卫地球。

认真地听孩子说说话，踏实地陪孩子吃吃饭，简单却幸福！孩子的世界很小，每件小事都是大事，容不得大人忽视。作为父母，要重视孩子的小事儿，帮助孩子解决小事儿。在一件件小事儿中，孩子慢慢地就长大了。现在遇到困难的冠池不再逃避，他会说：“遇到什么困难我们也不要怕，要微笑着去面对它。”

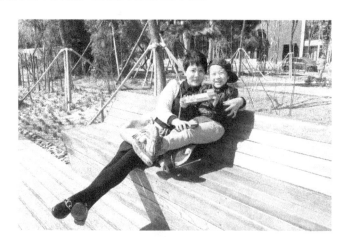

世界和平，源于家庭。时光静好，陪你长大。祝愿全天下的孩子快乐成长！祝愿全天下的父母童心永驻！

勇敢的"小艾莎"

孙全花（儿科）

今年春节由于疫情的原因，国家倡导就地过年。我院严格落实非必要不出京的政策，争做医院"0"感染。这样一来回老家的日期一再推后，至今也没能回去，每次都是通过手机视频通话才能和孩子、父母见上一面。

前几天，孩子班主任给我打电话说了孩子最近的情况，当时听到孩子在校表现，我很生气，想着晚上跟孩子视频好好批评她一下。

视频接通后我紧皱眉头："淑娴！今天高老师给我打电话了，说你最近在学校表现不太好，回答问题不积极，而且上课的时候还戴着帽子，让你摘掉也不听，你怎么回事啊？"

原本见到我还很开心的她听到我这么说便低下了头，一言不发。

我说："去学校不听老师的话，不认真听讲，那就别去了！"

孩子微微抬头红了眼眶，嘴唇颤抖了两下，突然哇哇大哭起来。孩子的反应让我很吃惊，刚要说些什么，却被孩子挂断了视频，我再打过去也都是拒接。冷静了几分钟，我突然意识到自己的态度、口气生硬，过于冲动，也很奇怪平时乐观、开朗的她怎么就突然大哭起来。

一小时后我又拨通视频，这次她没有挂断，红肿着眼睛，委屈地撇着嘴。我有些心疼，试着用叙事护理的方法与她沟通："娴娴，刚刚妈妈说话太重了，妈妈向你道歉，能告诉妈妈是什么事让你上课的时候还戴着帽子吗？"

见我温柔了许多，孩子抬起头，红着脸用手指了指自己的头发说道："姥姥给我剪头发了，看起来像个男生。"说完泪花又开始在眼睛里打转。

我这才发现头发确实短了很多，而且头帘参差不齐，心里一下明白了，新发型让她觉得难为情，不自信了。

我："那你觉得这个发型对你有什么影响吗？"

孩子："同学、老师会不喜欢我的！"

我："可是并没有啊，老师很关心你，所以才会告诉妈妈，看有没有办法帮到你。"孩子睁大眼睛，疑惑地问道："真的吗？"

我："当然了，阳阳（她的好朋友）妈妈还给我发信息问你是不是不开心或者生病了，怎么都不跟小朋友们一起玩了。"

孩子满脸委屈地说："我是担心站起来回答问题大家都会看到我的头发，所以才戴着帽子。"

我："那你喜欢什么样的发型，或者觉得同学们喜欢什么样的你呢？"

孩子："艾莎公主那样长长的头发！"

我："你喜欢艾莎只是因为她有长长的头发吗？"

孩子用手抹了一把鼻涕，说道："当然不是，这只是其中一个原因，更多的是因为她的善良和勇敢，她很聪明，用她的智慧救下了王国和自己的家人！"

看她越说越激动，我便笑了起来。

孩子："我知道了妈妈，老师和我的好朋友们不会因为我剪短了头发而不喜欢我、不和我玩，对吗？"

我微笑着点点头："看吧，剪短头发并没有影响你的智商啊！"

孩子咯咯地笑了起来，我继续说道："想和艾莎公主一样吗？"

孩子："嗯嗯。"

我："怎么做才会和艾莎公主一样呢？"

孩子："好好学习，认真听讲，就会跟艾莎一样聪明，即使剪了像男生一样短的头发，也要大大方方的，明天开始我不会再戴着帽子上课了！"

我："我倒觉得你看起来更精神了呢！"

孩子："还很凉快呢，也不挡眼睛了，姥姥说我的头发很快就会长长的。"

我给她比了一个大大的赞。

孩子小声说道："即使妈妈不在身边，我也要乖乖听话，像艾莎一样勇敢，妈妈，其实我很想你！"

我心里一阵难受，瞬间红了眼，微笑着安抚孩子说道："等疫情平稳了，没那么多人感染了，爸爸妈妈就会回家看你和弟弟的，妈妈也很想你！"

孩子："妈妈，别难过，我会照顾好姥姥、姥爷和弟弟的，不会再让妈妈担心我了！"

我强忍着不让眼泪流下来，使劲地点着头。

孩子用大人的口气说道："妈妈，你和爸爸一定要戴好口罩、好好洗手啊，千万小心别被病毒打败！别让我担心啊！"

听她这么一说，我破涕为笑。

通过这件事以后，孩子经常在放学后主动与我联系，跟我分享在学校发生的事情，每次测验、考试的成绩，又交了几个好朋友，看到孩子最近学习成绩优异，重拾自信，健康、阳光的她让我感到无比欣慰。

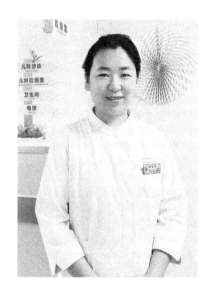

如果当时没有仔细分析孩子的反常行为，只是一味冷漠地斥责她，既不能解决问题，同时又让孩子丧失了信心。但通过叙事的方法，及时发现问题的根源，让我学会和孩子进行有效的心灵沟通，看到女儿的成长进步，也让我少了一份担心。运用叙事方法治愈了孩子，拉近了我和孩子之间的距离，看到了情绪背后的真相，理解永远都是最温柔和强大的力量！

一块糖的"甜"

郭嘉彬（感控科）

每周一次的本院职工重点人员核酸检测如期而至，正在调试电脑时，保安小闫走了过来："主任，给您块糖吃。"

我："谢谢，我正减肥呢，你自己留着吧。"

小闫："这糖你一定要吃，喜糖，快沾沾喜气"

我："谁结婚了？"

小闫："刚才一个大爷来查核酸，给我的，说她闺女这周结婚。"

我："大爷怎么想着给你发喜糖呀？"

原来，大爷是来我们院做核酸检测的，由于现在核酸检测都需要网上预约，然而大爷不会操作，小闫知道了，主动上前帮大爷操作预约，大爷顺利地完成了检测。

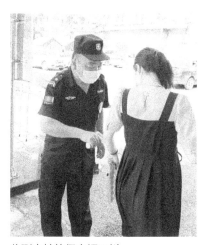

收到喜糖的保安闫玉川

157

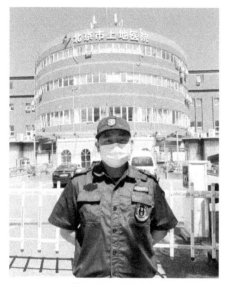

热心助人的唐晓凯

"小伙子,核酸要提前预约,我这手机怎么都约不上?"

"大妈,我帮您看看,您这手机上不了网,我用我手机给您约吧!"

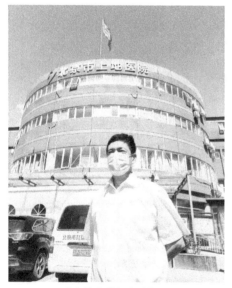

让人放心的保安队长

"队长,明天咱们本院检测还得在这录入,还得麻烦您再帮我把这棚子搭起来。"

"交给我,放心吧!"

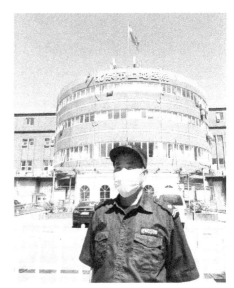

每天都在重复着测温、扫码的工作，保安徐天才还自创了个顺口溜——健康宝扫一扫，远离"新冠"身体好；如今病毒变异了，自我防护最重要；扫完以后您别关，过完这关还一关；入口、大夫还要看一眼，省得耽误您时间！请！

自编顺口溜的徐天才

短短一上午，我亲眼看见了很多温暖的小瞬间。每个人都在自己的岗位上默默坚守付出，"上地人"在各自平凡的岗位上闪耀着小火花，为创造我们美好的"上地家园"而努力着。这块糖不仅甜在嘴里，更甜在心里。

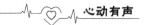

原创诗歌，百年献礼

汪素坤 （北京市海淀区政协委员、上地医院妇产科主任医师）

中国共产党一路风雨、披荆斩棘。

在喜迎党的百年华诞之际，作此诗文为建党百年献礼，讴歌党的光辉历程和精神力量。

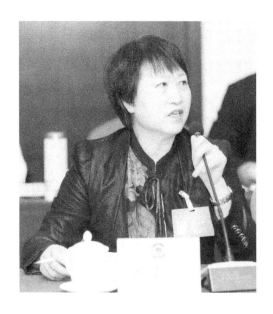

伟大的党

百年沧桑历芳华，红船载满阳春霞。

身陷磨砺遇苦难，披荆斩棘驰天涯。

层林叠翠色尽染，满腔热血倾注洒。

艰难险阻徒步跨，雪山草地越沼洼。

历经风雨蹉跎过，万物动容词未佳。

黄土高坡耸宝塔，日出喷薄诉神话。

枪林弹雨超常下，容身之地窑洞榻。

初心信仰从不弃，救世救国成大家。

千秋伟业党魂铸，屹立东方美如画。

入党誓词记心间

赵丽婵（人事科绩效考核科）

我志愿加入中国共产党

拥护党的纲领

遵守党的章程

......

随时准备为党和人民牺牲一切

永不叛党

就在几天前，就是在这里，习近平总书记参观了"不忘初心、牢记使命"中国共产党历史展览，并带领党员领导同志重温入党誓词。

作为一名新党员代表，在中国共产党成立100周年之际，我很荣幸能够参加在中国共产党历史展览馆举行的宣誓活动。

党的历史是最好的营养剂、最有说服力的教科书。在浓厚的红色氛围的影响下，在一段段历史的冲击下，我的心情久久不能平复。

现场几位新党员代表进行了发言，用他们切实的经历让我了解到作为一名党员应该有的勇挑重担、无私奉献、尽职尽责的精神。

一位白发苍苍的老党员作为领誓人带领我们宣誓，入党誓词十二句话，字字扣心，句句千钧，在我心中播下红色种子，用奋斗、用坚持、用奉献让它生根发芽，守护初心与使命。用实际行动无愧入党誓词，去实现中华民族的伟大复兴，传承红色基因，赓续红色血脉。

在（北京市）海淀区"两优一先"表彰大会中，我有幸参与了光荣在党50年的老党员保障任务。作为一名预备党员进行了宣誓，老党员用自己的亲身经历阐释"不忘初心"蕴含的深刻内涵，感染了我。

让我在服务于人民的路上更加坚定信仰，用不畏牺牲、不惧苦难的革命精神扎根人民基层，从小事、实事做起，做好健康守门人。

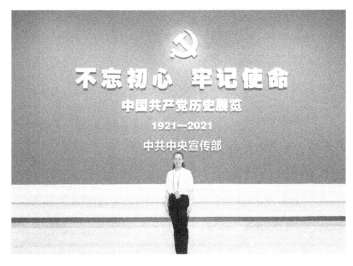

党员身份是一份荣誉，更是一份沉甸甸的责任。我会在今后的工作中以更加饱满的精神状态，不断提升综合素质，切实发挥先锋模范作用。

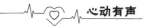

一堂生动的"党课"

郭嘉彬（感控科）

2021 年是特别的一年，既是建党 100 周年，也是我成为一名光荣的预备党员的一年。

我带着激动万分的心情，有幸参与了（北京市）海淀区"两优一先"表彰大会光荣在党 50 年的老党员保障任务。

50 余载的峥嵘岁月，他们从年少到白头，一生都在为党、为人民奋斗的路上昂首阔步。

在表彰大会的前一天，我们进行了紧锣密鼓的彩排。

此次参加表彰的老党员中最年长的已有 88 岁的高龄，考虑到身体原因，我们先代替老党员们走位，为了更能满足老党员的需求和更好地呈现舞台效果，每个细节、每个环节，策划者们都认真反复地推敲，各个环节反复练了十几次，持续了几小时的彩排，参演人员无一懈怠，也没有因为方案的反复修改而抱怨，因为大家有着共同的称号——共产党员。

表彰当天因为会场温度比较低，组织部老师立刻让大家逐一给老

164

党员们打电话提醒他们带一件外套，老党员们的走台定在下午 1 点。他们早早就到了现场，身着朴素的服装，虽然岁月的痕迹早已挂上脸庞，但他们个个目光炯炯、神采奕奕。他们始终秉承着共产党员的素养，没有一个人因为个人原因而迟到。每次走台都极为认真，时刻彰显出作为一名党员的风采。

本次我负责保障的老党员是原北京市东北旺中心小学书记、校长刘旺，为了更好地为他提供保障，我们提前进行了电话沟通。

当见到他本人的时候，老人和蔼地笑着说："原来提醒我带水杯和衣服的是你呀，谢谢你这么细心。"

经过简单交流我知道刘老毕生都投身于教育事业，退休后也一直秉承着初心，发挥余热，积极投身到社区党务（志愿者）工作的队伍中，疫情防控、疫苗注射、垃圾分类都能见到他的身影。

活动结束时，刘老对我殷切地嘱托：作为一名党员要时刻牢记党的宗旨，不忘入党的誓词。身为预备党员，我要牢记老党员们的历史功绩，带着使命、责任，用心、用情接过前辈们手中沉甸甸的一棒。

本次表彰的老党员身处各行各业，有为了更好地了解案情不远千里、长途跋涉的王法官，有为了找原材料跑遍祖国山河的王书记，有参加抗美援越战争的郑园长，有参加过非典抗疫、退休 14 年后又投身抗击疫情队伍的邓副院长。他们都有一个共同的特点：在自己的工作岗位上克服一切困难，全心全意为人民服务。

老党员们都在退休后继续转战新阵地，继续投身于为民服务的行列，就像郑园长说的"国家公务人员工作是有年限的，但共产党员为人民服务是永远没有年限的，我要一辈子为人民服务！"

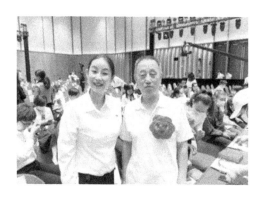

我深深地被他们的事迹所鼓舞着，被身边的党员们感染着。

这堂生动的"党课"让我从他们的故事中更加真实地体会到了共产党员的无私与无畏，共产党员的坚毅与信仰。

有了身边这些榜样，我将更加奋发图强，努力工作，不忘初心，牢记使命，不负韶华，不负时代。

百年征程永铭心

付旺（原上地医院副院长）

一支歌"没有共产党就没有新中国"唱响了中国共产党百年华诞的筚路蓝缕与辉煌奋斗史，唱出了所有党员不变初心与勇毅担当。在海淀区"两优一先"暨光荣在党50周年表彰大会上，开场的这支歌深深感动着在场的每一位党员，更深深感动着我，让人情不自禁。

我很荣幸在中国共产党百年华诞之际能够获此殊荣。在表彰大会现场虽然很荣光，但更深的感受是学习。学习了各行各业、各种榜样的先进事迹，感受到了时间的重量、榜样的力量，榜样就在身边。

听着光荣在党50年的老党员的事迹，看着他们50年来不变的初心，深深感受到他们身上那种"信仰的力量"。他们"有荣誉就得让、有困难就得上""千山万水不嫌远、千言万语不嫌烦、千辛万苦不怕难"。这就是共产党员最真实的写照。

我们可以很自豪地说：世界上没有哪一个党有我们中国共产党创造的伟大奇迹更卓著。今天我们幸福了，但绝不能忘记红色江山是怎么打下来的。"没有共产党就没有新中国"，这支歌鼓舞我们建设新生

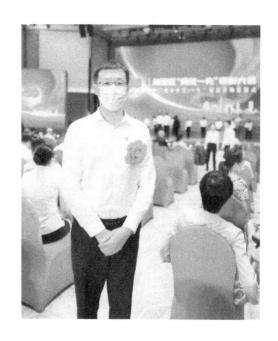

活，这支歌告诉我们要永葆干在实处的创业担当。要做一名"干将、闯将、猛将"。

我很骄傲生活在这个新时代，能够心无旁骛地干事创业，所以，我们更要培根铸魂、守正创新，要做好有魂、有根、有型的新党建。

我很坚定，我将为共产主义事业、为人民健康不懈奋斗！

荣誉是鼓励，我是接受荣誉的代表。我深知优秀共产党员的荣誉不是奖励我个人，而是鼓舞我们医院、我们卫生系统，以及所有努力奋斗、默默付出、勇敢担当的每一人。

看着我们党走过的百年奋斗史，听着我们老党员们的光荣事迹，我深刻领会了学党史的重要意义，深刻领会了"学党史、悟思想、办实事、开新局"的使命价值。

　　身为一名共产党员，我们要永远跟党走，逐梦薪火传，我们要不断汲取精神力量，赓续红色基因。我们要始终以群众身边的急难愁盼问题为己任，深入群众办实事。

　　身为一名医务工作者，我们要始终以患者为中心、以健康为中心，为（北京市）海淀区卫生事业不懈奋斗。

第三部分

叙事频道

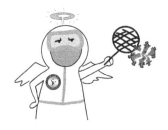

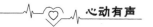

专属的口罩，专属的爱

左琰琳（院办）

2020 年 4 月 2 日，上地医院承接的集中医学观察点的首批归国客人隔离期满，医院举行了简单的送别祝福仪式。

我院医务人员为即将离开的客人送上鲜花和祝福，还有医院特制的个性化手绘专属纪念口罩，上面画着身穿隔离服的医务人员，标有"同风雨，共阳光""Share rainstorm, share sunlight"字样，注有客人名字和解除隔离的日期，为客人们归国的这一特殊行程留下纪念。

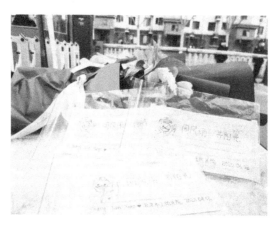

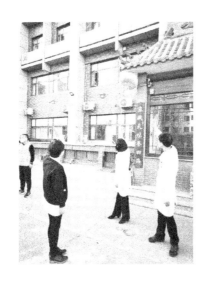

感谢每一位客人积极配合医院的疫情防控管理，我们共同增强抗疫的信心与决心，共赏祖国大地的明媚春光。收到祝福的客人向所有医务人员鞠躬致谢，敬意满满，感动满满，欣喜地收下这份来自隔离区的专属之爱。

挡不住的笑颜

李金艳（护理部）

　　五月本是温情的、浪漫的、阳光灿烂的，受疫情的影响，2020 年的 5 月却充斥着紧张、焦虑、凝重，这种情绪在医院中尤为明显。

　　为了营造一个温情的就医环境，降低患者就诊的焦虑情绪，5 月 8 日世界微笑日来临之际，医院精心策划，从患者的感受需求出发，在每一位工作人员的口罩上都贴上了一个大大的"笑脸"。当患者看到我们脸上的"笑容"时，不自觉地也弯起了眼梢。隔着口罩，我们相互感受到了彼此情感的传递。我们希望通过小小的举动，小小的温情，给患者带来一束光，带给他们就医过程中战胜病痛的力量和勇气。

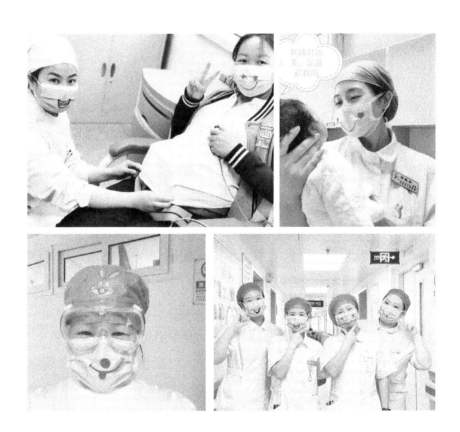

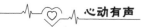

"上地小天使"上线了

张健（工会、党办）

2020年，每一位白衣天使都穿上防护服，化身为英勇奋斗的战士，全身心地投入疫情防控第一线，用实际行动践行了"救死扶伤、甘于奉献、大爱无疆"的崇高职业精神。

为纪念这个特殊时期的护士节，纪念最棒的我们，多才多艺的"美小护"急诊科护士潘璐，以白衣天使身穿防护服为原型，设计了"上地小天使"医院动漫形象，团总支书记赵丽婵制作了"上地小天使"专属表情包，为奋战在一线的医护人员助力。

这个可爱的小天使动漫形象是上地医院的完美形象化身，让我们无论是在发热门诊、预检分诊处，还是在病房、方舱实验室、隔离观察中心的工作人员，都能不相见却常相连，共有一份凝聚力，同有一份荣誉感，坚决打赢疫情阻击战。

上地小天使专属表情包

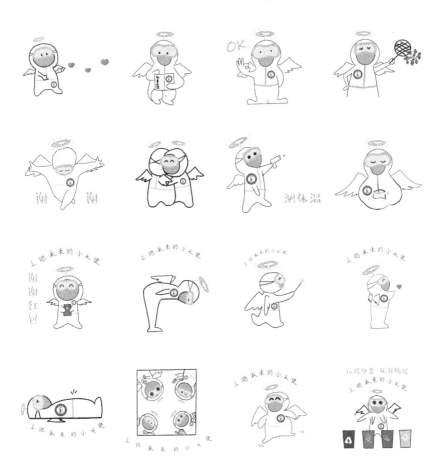

小小体验官，探寻方舱奥秘

张健（工会、党办）

"我的妈妈在上地医院工作，每天工作很辛苦！"

"我的妈妈是抗疫一线的战士。"

"那你的妈妈在医院里做什么工作呢？"

"……我也不知道。"

新型冠状病毒引发疫情以来，上地医院的白衣战士坚守一线，"抛家弃儿"，顾不上照顾年迈的父母长辈，与年幼儿女分离，为抗击疫情做出了突出贡献。在国内疫情取得阶段性胜利的间隙，为了让孩子们体验父母在抗疫一线的辛苦，上地医院突出党建引领，以"真心叙事、真情同行"为主题，招募了17名医护人员的孩子进行"抗疫天使"一日体验活动，拉近孩子们与白衣天使的距离，让孩子们与父母心连心，与父母一同成长。

上地医院里一群身穿白衣的小天使们齐聚在一起，准备好随时开始一场探索之旅。活动还没开始，他们就热火朝天地讨论起来，兴奋的心情溢于言表。

神秘的方舱实验室，可不是谁都能进去的呢。趁着刚验收完成，尚未启用，孩子们体验了一次小小核酸检验员角色。身穿防护服的工作人员早早就等待着小白衣天使了。为了更好地参观体验，小白衣天使排成三组分次进入。实验室里的一切都是那么新鲜和神秘！安全门、紫外线灯、监控系统、操作台，这些是孩子们从来没有见过的，他们认认真真地听着讲解。这一圈参观下来，孩子们对这个神秘的地方有了一定的了解。

体验活动还设置了一个特别重要的环节，请每位小朋友绘制属于自己的专属防护服。穿上防护服、戴上护目镜，孩子们秒变无敌的小战士，准备和病毒抗战到底！

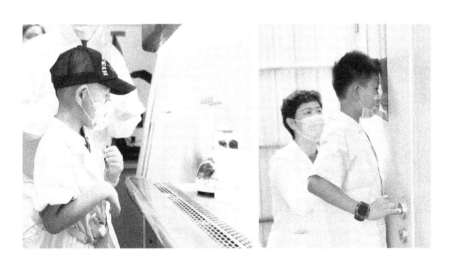

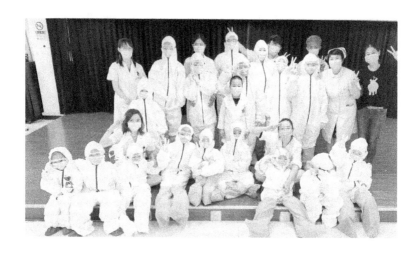

　　这次活动是我院开展以党建引领医院叙事工作活动以来，第一次让父母与孩子共同参与实践。让孩子在参观医院的过程中体会家长的辛苦和不易，这就是"真心叙事、真情同行"的意义所在。

　　体验活动在孩子们的欢声笑语中结束了。本次活动丰富了孩子们的假期生活，让孩子们身临其境、亲身感受和体会到了医护人员一线工作的辛苦和不易。

　　"通过今天的活动，你有什么收获？想对妈妈说些什么呢？"

　　"我今天特别开心，学到了很多知识，还交到了新朋友。"

　　"我觉得妈妈太辛苦了……"

　　"我长大以后也想在医院工作！"

　　看着孩子们认真地说着，看着他们一直挂在嘴边的笑容，相信他们一定会牢记这样有意义的一天。

病房里的生日歌

张杨（外科）

有时，去治愈；常常，去帮助；总是，去安慰。对于医护人员来说，"治愈、帮助、安慰"，朴素，却有力量；纯粹，却让人感动。当我们倾吾真心时，定能得到患者及家属的信任，温暖他们的心。

"祝你生日快乐，祝你生日快乐……"外科病房里传出阵阵祝福的歌声，是外科护士们正在为张奶奶庆祝生日。

张奶奶是外科的"老患者"，因癌症住院治疗已达 4 个月之久。在和张奶奶陪护沟通的过程中，我们得知过两天就是张奶奶 92 岁的生日，护士长和护士们立即行动，策划着给张奶奶过一个难忘的生日，让长期住院的她开心快乐。护士们齐心协力，将精心挑选的拉花贴在床头上，显得格外喜庆。协助陪护阿姨用温水给张奶奶擦了身体，换上舒适的衣服，更换了新的床单被罩。经过一番打扮，已经快百岁的奶奶看起来特别精神。伴着生日快乐歌，一张生日祝贺卡送到张奶奶手上，护士长扶着奶奶的肩膀对奶奶说："张奶奶生日快乐！您今天是 18 岁生日吧？"

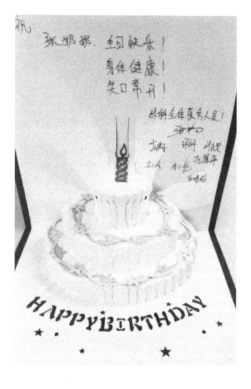

奶奶笑着说:"我可比你年轻,我永远18!"

护士们也异口同声地说:"对,张奶奶永远18岁!"

奶奶的女儿特别感动,她眼中含着泪说道:"谢谢你们,谢谢你们悉心的照顾,我妈妈来到这里,能遇见你们,真是太幸运了。刚来的时候我们还有些不放心,现在我们放100个心了,你们让我们感受到家的温暖,这是老太太过得最有意义的一次生日!"

护士长安慰家属说:"奶奶住在这里,这里就是奶奶的家。"

冰心说:"爱在左,情在右,在生命的两旁,随时撒种,随时开花,将这一径长途点缀得花香弥漫,使得穿花拂叶的行人,踏着荆棘,不觉痛苦,有泪可挥,不觉悲凉。"

作为一名普通的护理工作者,工作还在继续,我们希望做一个有技术、有温度、有情怀的护士,用自己的小小光亮温暖每一个需要帮助的人。

发热门诊"大白"暖暖的后背

张招（感染性疾病科）

发热门诊是医院隔离区，医护人员都穿着防护服、戴着口罩，像个暖暖的"大白"。

"大白"们奔波忙碌着，但患者看不清他们的脸。怎样才能让患者一眼就能辨认出他们呢？感染性疾病科的小天使们想到了好办法，他们每次进入隔离区前都在防护服上画上可爱的卡通形象，写上自己的名字。

患者看到这样的防护服，心里的紧张、焦虑感有所消退。医生、护士温馨的话语、耐心的倾听、及时的帮助，让每一位就诊患者点燃了心中的力量，医患共同携手战胜疾病。

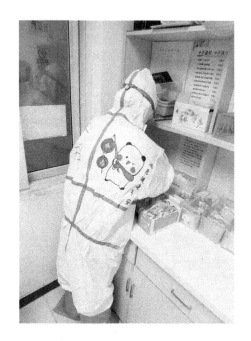

　　医生、护士，这个平凡的职业，之所以被人们称为"白衣天使"，不仅仅因为他们身着美丽的白衣，还因为他们凭着"燃烧自己，照亮别人"的坚韧信念，像春风一样拂去了患者的疾苦，用热血温暖了寒冷的胸腹，用爱的细线缝合了病患的创伤。

第四部分

叙事影像

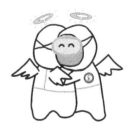

一张张照片诉说着一个个故事。

从凌晨 3 点的方舱到落日余晖的太阳，从身边的社区楼宇到遥远的青藏高原，每一个医务人员的身影，都每时每刻地诠释着上地医院用心做事、用情愈人的叙事理念。

从"心中有爱，蝴蝶自来"插花活动，到"因为'尤'你，描绘爱的声音"主题彩绘；从"遇'建'美好"职工团建，到"小小方舱体验官"亲子活动，镜头下一张张微笑的面庞，生动地描绘出工作中、生活中的一抹甜。

镜头记录下了平凡的我们做出的不平凡的事，展现出医院的特色文化。我们希望用影像对视觉的冲击，唤起心灵的共鸣，调动广大医务人员的积极性和创造性，坚定"协力同心"的信念，保证队伍稳定性，为医院建设发展提供坚强的思想、组织、纪律保障。

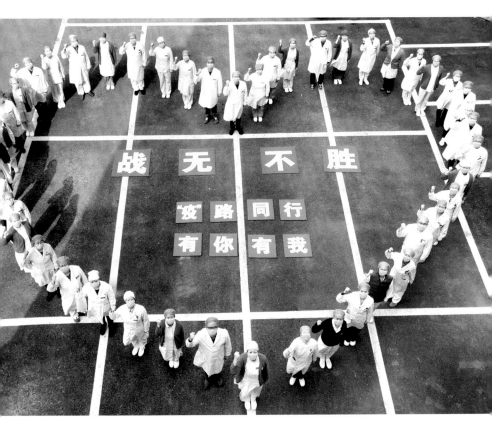

▲ 战无不胜

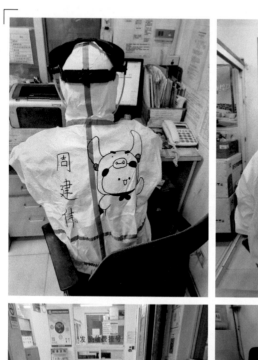
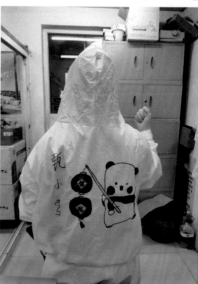
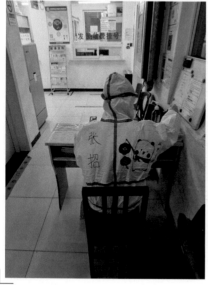
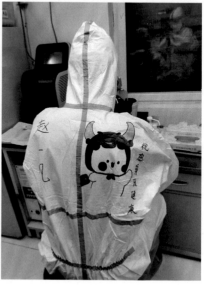

▲ "大白"

188

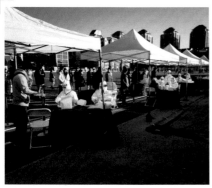
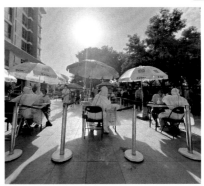
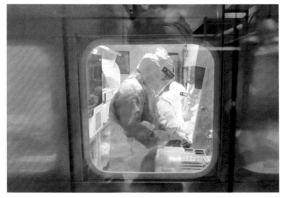
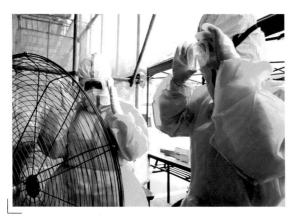

◀ 核酸检测，有我

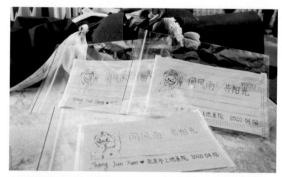

◀ 送给第一批隔离期满的
　返国客人的礼物

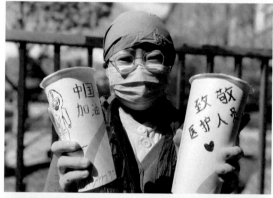

◀ 中国加油

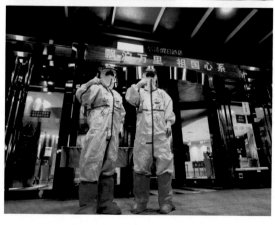

◀ 漂泊万里，祖国心系

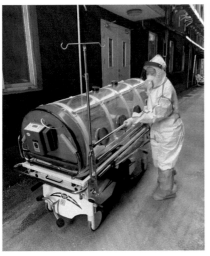

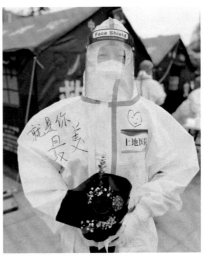

▲ 疫情防控下特殊孕产妇联合救治应急演练

▲ 5·12 护士节

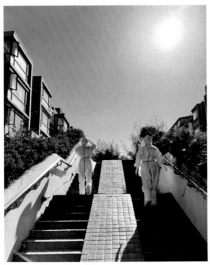

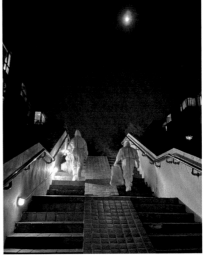

▲ 日日夜夜

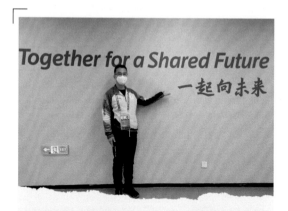

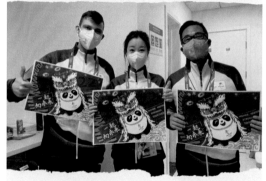

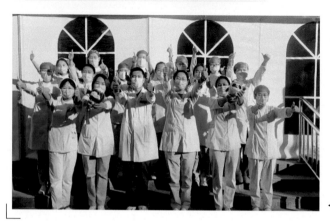

◀ 助力冬奥

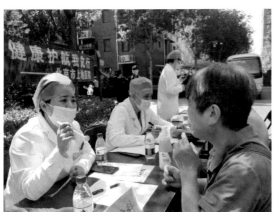

▲ 义诊

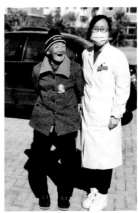

▲ 援蒙

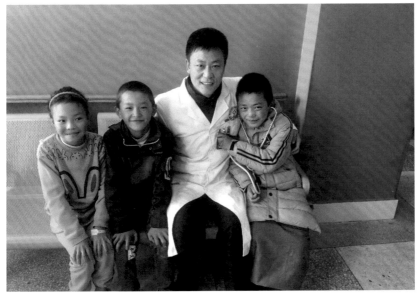

▲ 援藏

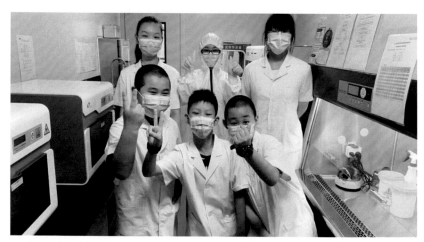

▲ "小小体验官"方舱探秘

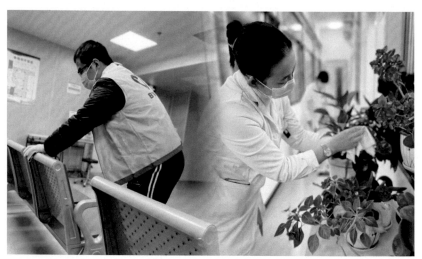

▲ 城市清洁日

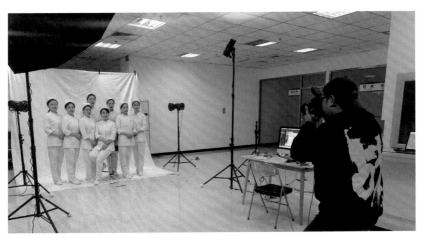

▲ 最美医者，定格瞬间

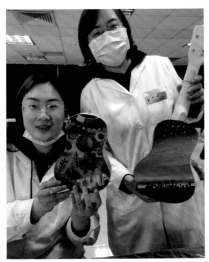

▲ 描绘爱的声音

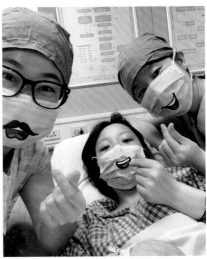

▲ 微笑日活动

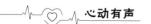
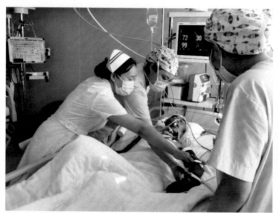

▲ 生命

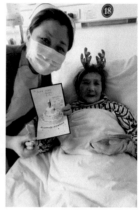

▲ 张奶奶生日快乐

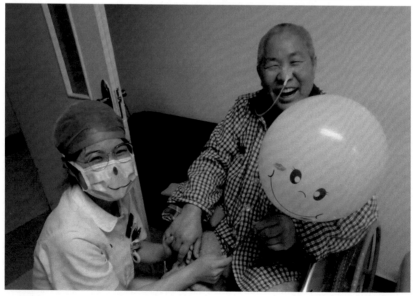

▲ 微笑

196

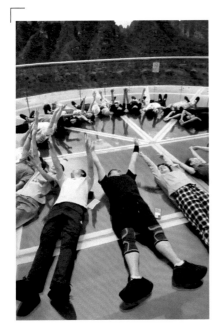

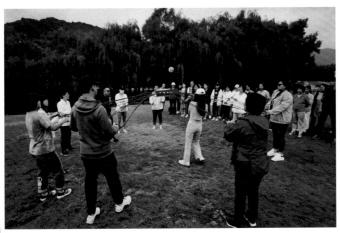

◀ 团建

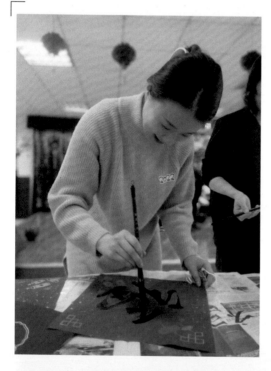

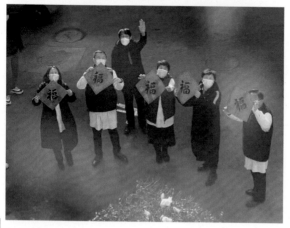

◀ 福到